休むことも生きること

頑張る人ほど気をつけたい12の「うつフラグ」

丸岡いずみ

幻冬舎

はじめに

心ではなく体に現れた、私のうつ病

「丸岡いずみの休養理由は震災うつ」

２０１１年８月、日本テレビの報道番組「news every.」のキャスターだった私は、心身ともに具合の悪い状態が限界に達し、「もうこれ以上仕事を続けるのは無理です！」と会社に休職を願い出ました。

ただ、休職の理由を公にせずに、突然テレビから姿を消したので、週刊誌やスポーツ紙では、さまざまな憶測《おくそく》が飛び交いました。そして、おおむね『震災うつ』として報道されていました。

実際に私はうつ病にかかっていました。

一睡もできない日々が続き、ごはんも食べられず、下痢《げり》が治らず、重症化して「死んでしまいたい」と思うこともありました。

しかし、私がかかったうつ病は、世間一般で思われているうつ病のイメージとは異なるものでした。

うつ病といえば、気分が落ち込み、やる気がなくなり、仕事に行きたくなくなる……といった、心の症状として現れるものを思っていませんか？

じつは私もそう思っていました。

でも、私の場合、仕事へのやる気は最後まで衰《おとろ》えず、病気が悪化するまでは、気分が落ち込むこともなかったのです。

うつ病が体の症状にも現れるということを知らず、「いつも明るく、前向きな思考回路の私が、うつ病になんかなるわけない」と思っていたため、気づくのが遅れたとも言えます。

また、『震災うつ』と言うと、「丸岡いずみは、震災取材で凄惨《せいさん》な現場を見て、心が折れてしまって、うつになった」と思われる人も多いでしょう。

確かに東日本大震災で過酷《かこく》な取材を続けたことが、私のうつ発症の理由のひとつではあります。しかし、現場取材による精神的な不安や気分の落ち込みが直接の原因で、仕事ができなくなったわけではありませんでした。

私は見た目の雰囲気からか、「癒《いや》し系キャスター」と言われることもありました。そのイメージから「過酷な取材に耐えられなかったのだな」と勘違いされた方が多かったのかもしれません。

でも当時の私の実像は、癒し系とはほど遠いタイプだったのです。

報道畑を歩んできたので、理詰《りづ》めで曖昧《あいまい》なことが大嫌い。事件があれば夜中でも飛んでいき、わからないことは徹底的に調べて、会社のソファで仮眠を取ることも多いという、ハードな生活を続けていました。

うじうじ悩んだりもしませんし、ちょっとやそっとではくじけたりしません。常に前を向いて、報道という仕事に生きがいを感じながら挑んできたのです。

ですから、視聴者の方とは真逆に、実際の私を知っている仕事仲間は、「メンタルが強くて、昨日まで元気だった丸岡いずみが、どうしてうつに!?」と最初は信じられないようでした。

このように、視聴者の方と仕事仲間とでは、私がうつ病になったことへの感想は異なりましたが、共通している誤解がありました。私自身も最初はそう思い込んでいましたが「うつは心の病」という先入観があったということです。

私がうつ病になった理由は、「震災取材で心が折れた」のではありません。「震災をきっかけとするハードな取材の日々で、心身ともにストレスがたまり、脳がちゃんと機能しなくなった」というのが正しい理由なのです。

うつ病は心ではなく脳の病気です

皆さんは、「うつ病は心が弱いからなるんだ」と思っていませんか?

でも、私がうつ病を経験して言えるのは、「自分は強いからまだまだ大丈夫」と自信がある人ほど危険だということです。

与えられた仕事を真面目《まじめ》にきっちりこなし、責任感が強い人は、「もう無理です」と弱音を吐《は》くことができません。休まず頑張《がんば》ってしまいます。その結果、心身ともに許容量をオーバーしてしまい、脳がパンクして『うつ病』を発症してしまうのです。

じつは以前から、うつ病は「心の病気」ではなく、「脳の病気」だと言われています。うつ病は脳の中の神経伝達物質の減少によって起こるので、薬がとても有効なのです。

ネズミを使った実験では、ネズミもうつ病になることがわかっています。ネズミにも脳はあります。だからうつ病になり、ネズミも抗うつ薬でうつが改善するのだそうです。

脳の病気だとわかっていれば、「うつ病は心の病気だから、気分転換が大事」といった誤解もなくなるでしょう。

私もうつ病への誤解と偏見を持っていたため、当初は処方《しょほう》された薬を飲まず、うつ病を悪化させてしまいました。

だからこそ、この本では、私のうつ病体験を進行状況に合わせて細かく説明していくことで、うつ病への間違った知識を払拭《ふっしょく》し、重症化しないうちに早期に治療していただく一助《いちじょ》になればいいと考えました。

また、私は早稲田大学大学院で心理学を学んでおり、うつ病克服後はメンタルヘルスカウンセラー資格も取得しました。自分の体験だけでなく、専門知識を身につけた立場からも、うつ病について客観的なアドバイスを行えればと思ったのです。

うつ病があってこその今の私

私はうつ病を患《わずら》ってから、花形と言われるキャスターを降板し、会社も辞めました。

しかし、その後は、のんびりとしたマイペースな生き方にチェンジし、結婚して幸せな家庭を築くことができています。

うつ病で失ったものもありますが、振り返ってみると、得たもののほうが大きかったと言えます。

週刊誌に追いかけられて、「丸岡いずみはうつ」と書かれたときはショックでしたが、公になったことで、自分から「うつ病だった」と言えるようになり、ラクになりました。

今では「うつ病があってこその私」と受け止めることができ、新たな人生を楽しんでいます。

私のうつ病体験が、うつに苦しむ皆さんの「うつヌケ」のヒントとなれば幸いです。

丸岡いずみ

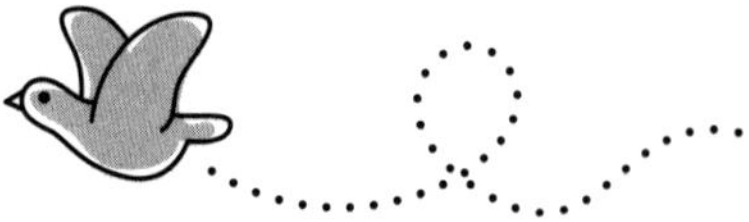

休むことも生きること

頑張る人ほど気をつけたい12の「うつフラグ」

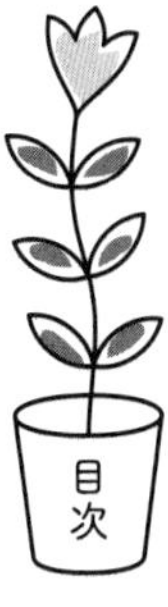

第一章　うつ病への道

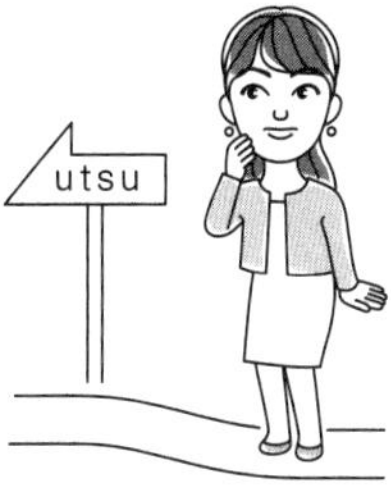
utsu

第二章　うつ病って何？

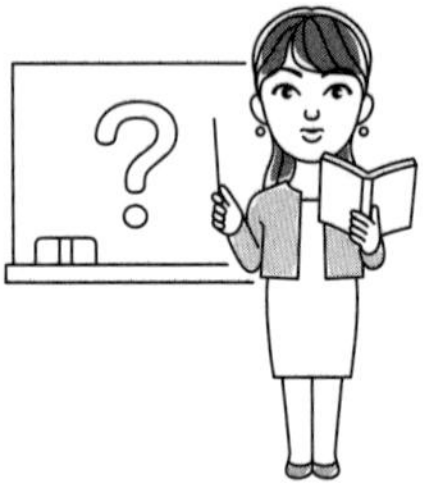

第三章 「うつフラグ」の見つけ方&対応策

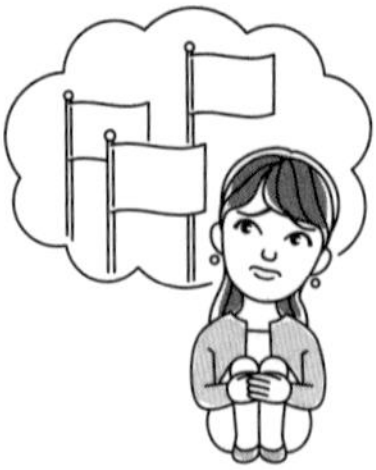

第四章

私がうつをこじらせた&救われた9つの理由

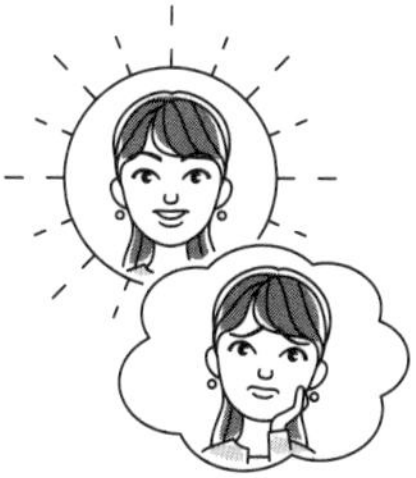

第五章
頑張らなくても生きていける

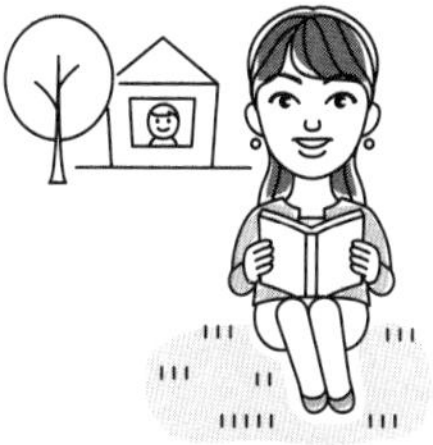

ブックデザイン　三瓶可南子
写真　有村昆
イラストレーション　井塚剛
構成　垣内栄
DTP　美創
企画プロデュース　駒村壮一
編集協力　北村寧子（ホリプロ）
二神拓也（ホリプロ）
編集　藤原将子

第一章

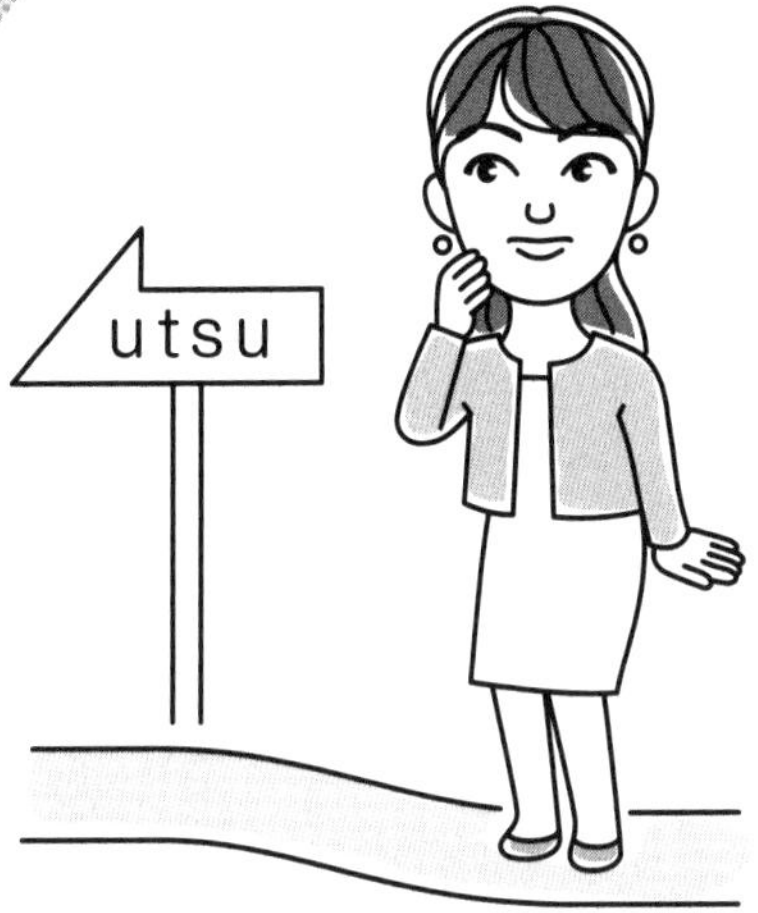

うつ病への道

東日本大震災で2週間現地へ。頭皮に大量の湿疹《しっしん》が発生

2011年3月11日。東日本大震災が起こったとき、私は日本テレビのロッカールームにいました。当時私は、夕方の報道番組「news every.」のキャスターを務めていて、番組前の準備でちょうど着替えている最中でした。

ドーンという大きな揺れが来て、「地震だ」「かなり大きい地震だ」とわかりました。慌ててジャケットを羽織《はお》って、報道フロアまで走り、「ミヤネ屋」でニュースを伝えていた豊田《とよだ》順子《じゅんこ》アナウンサーと代わりました。それ以後は、「news every.」を一緒に担当していた藤井《ふじい》貴彦《たかひこ》アナウンサーとふたりで、入ってくる情報を伝えたのです。

すると、今度はお台場に建設中の海上保安庁海洋情報部庁舎ビルやコスモ石油千葉製油所の火災の情報が入ってきて、現場取材に行くようにとの指示がありました。ヘルメットをかぶって急いで現場に行って取材をし、夕方からは電車が全部停まっていること、そのために帰宅困難者が大勢いることなどを中継で伝えました。

そんな中でも東北地方の津波の被害情報がどんどん入ってきて、深夜には「今から東北に向かってほしい」と言われました。都内も混乱した状況でしたが、取材先から歩いて家に帰り、簡単な着替え等を荷物に詰めて会社に戻り、早朝に車で出発して、震災翌日には岩手県の陸前高田《りくぜんたかた》市に入ったのです。

何もかもなくなり、土台しか残っていない住宅は、爆撃を受けた戦地のようでした。

おびただしい数のご遺体があり、どこかから流れてきたであろう布団がかけられていて、胸がしめつけられる思いでした。

「こんなに何もかもなくなっているなんて――」

陸前高田の光景は言葉を失うものでした。

そこから2週間、怒濤《どとう》の震災取材が続きました。

車の中や簡易テントで体を休め、食事は会社から持ってきた保存食。被災者の方のご迷惑にならないよう、気持ちに寄り添うように気をつけて取材をしていましたが、食べ物を手にしていることもうしろめたく、車の中でカーテンを閉めて、栄養補助ゼリーを口に流し入れていました。

被災地での取材は、神経をすり減らすものでしたが、それは私だけでなく、ほかの報道関係者も同じだったことでしょう。

さらに、ぶら下げていた簡易線量計は、岩手にいても鳴ることがありました。福島第一原発で放射能漏《も》れが発生していたのですが、正確な情報が把握《はあく》できません。放射線の存在を知らせるアラーム音が鳴るたびにハッとして、不安だけがふくらんでいきます。

海外の記者からは「日本は情報を隠しているのではないか」「本当のことを教えてくれ」と詰め寄られたりもしましたが、「こっちが知りたい」と心の中で叫んでいました。原発の不安を抱えながらの取材も相当なストレスでした。

そんな中、取材から1週間経《た》った頃に、頭に異常な量の湿疹が出ていることに気づきました。ただ、そのときは「粉《ふん》じんがひどく、髪の毛を洗えていないからかな」としか思いませんでした。

東京に戻ってきて皮膚《ひふ》科で診てもらっても、「湿疹ですね」と塗り薬を処方されただけ。でも、薬を塗っても湿疹はまったく治りません。

今から考えると、この湿疹は外部環境からできたものではなく、ストレスから来ていたものだったのです。

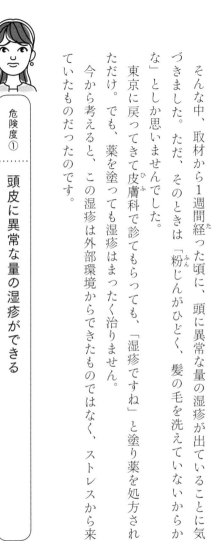

危険度①……頭皮に異常な量の湿疹ができる

ロイヤルウエディングから帰国後、寝つきが悪い日々が続く

被災地から東京に戻ってきて少しホッとしたのもつかの間、その後もたびたび現地へ行って取材を繰り返し、震災から1カ月後の特番も担当しました。

当時、日本テレビでは、「報道に数カ月でもいたことがある人間は全員報道に集合」というお達しがあり、もともとの報道局員以外に、総務から人事から全社に散らばっていた「元・報道担当」の人間が集まって、震災報道のため24時間態勢で働いていました。

1000年に一度という災害に直面し、私もそうですが、みんな使命感にかられていました。寝ていないことや、休みがないことへの不満を表す人などいませんで

した。

しかし、振り返ると、この時期は私の人生の中で、心身ともに最も過酷な数カ月だったと言えます。

神経がピーンと張りつめたまま、私は被災地取材を続けていましたが、今度は4月末に予定されていたイギリスのウィリアム王子の結婚式の取材も担当することになったのです。

日本では節電が続き、民間企業のCMも自粛《じしゅく》しています。まだまだ震災の被害が生々しい状況で、合言葉は「がんばろう日本！」でした。そんな状況の中、ロイヤルウエディングという華やかな祝典をどのように伝えればいいのか、戸惑ったのを覚えています。

「この時期にそんな取材をしている場合ではない」という意見も一部ありましたが、結局、行くことになり、会社からは「被災者支援のムードを壊さないよう、慎重にレポートするように」との指示がありました。

結婚式は2011年4月29日、3泊4日でロンドンに行きました。

1万5000人近くが亡くなった被災地から、お祭り状態のロンドンに場所を変え、リポートするのに、心の切り替えが追いつきません。

他国のリポーターは羽根のついた帽子をかぶっていたり、露出《ろしゅつ》の多いドレスを着ていましたが、私は目立たない薄いピンクのスーツを選びました。

リポートでは落ち着いたテンションを保つよう気をつけていましたが、ここでも「日本で被災している人達の気持ちを逆なでするようなことがあってはいけない」と神経をすり減らしました。

無事に仕事を終え、日本へ戻ってきましたが、帰国後、頭部の湿疹に続く異変がありました。

これまでは、いつでもどこでもすぐに眠れるのが私の得意技でした。

警視庁捜査一課を担当していて、まとまった睡眠が取れなかったときも、記者クラブで仮眠したり、移動の車の中で眠ったりして、短い睡眠時間をカバーできていたのです。

しかし、帰国後は3日ほど寝つきが悪い日々が続きました。

体が疲れているので、パタンと寝落ちしてもおかしくない状況なのに、目が冴《さ》えてしまっているのです。でも、「時差ボケなのかも……」と思い、深刻にとらえようとはしませんでした。

思えば、寝つけないという状態は、生まれて初めてのことだったので、ここで一度、病院に行くべきだったのかもしれません。

一方で、この時期は休みがほとんどなく、病院に行く時間が取れない状況でもありました。

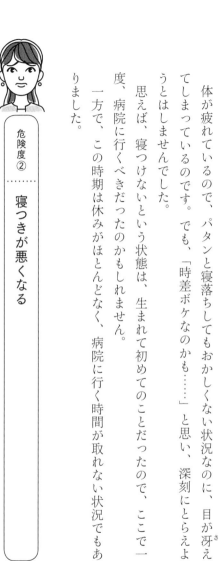

危険度②……寝つきが悪くなる

海上自衛隊の密着取材後、下痢が止まらなくなる

震災特番やロイヤルウエディング取材を終えてからも、定期的に被災地での取材は行っていました。東北の被災地で行かなかったところはないくらいです。

そんな中、今度は海上自衛隊の護衛艦《ごえいかん》で、行方不明者の捜索に密着する仕事が入ってきました。その企画は、ふだんは女性を乗せない護衛艦に女性キャスターの私が乗ってリポートするというもの。日本テレビの独自企画で「報道する意義はあるはず」と思う反面、「かなりキツそうだな」と複雑な思いが湧いてきたのを覚えています。

取材には、ディレクターの女性と私とカメラマンと音声さんの4人で向かいまし

た。

護衛艦には女性用の部屋もトイレもシャワールームもありません。男性用の二段ベッドをディレクターの女性と一緒に使わせてもらいました。

3泊4日まるまる密着で、朝は5時半に起床して6時に朝食。すぐに食べ終えて、ヘリで上空から人の姿を捜したり、小型のゴムボートで海上を捜索したりする任務に同行しました。

船からヘリが飛び立つときの轟音《ごうおん》はものすごく、ヘドロなどが含まれた海の臭《にお》いも強烈で、タフな私もさすがにこの取材はハードでした。

すると、私と同じようにタフなディレクターに異変が起こったのです。

到着初日のことです。夜寝ていると、彼女のベッドから「わー」という大きな声がしました。びっくりして「どうしたの?」と尋ねると、「金縛《かなしば》りにあった」「眠れない」という返事。その気持ちはとてもわかりました。

彼女はそれまで、壮絶《そうぜつ》な現場にも相当数行っていたのですが、あんな姿を見たのはそのときが初めてでした。

カメラマンはアフガニスタンで戦地取材をした経験もある方にお願いしていました。

彼がファインダー越しに現場を見て、「あっちから行かないほうがいい」とか「こっち回って行け」といった配慮をしてくれていたのですが、それでもこたえる現場でした。

海から収容されたご遺体を目《ま》の当たりにしたことも、衝撃が大きかったです。震災から3カ月が経っているので、腐敗していて、顔や足、手がないといった状態です。事前に、ご遺体の状態について自衛隊の方から説明を受けていたにもかかわらず、「これが現実だなんて……」と言葉が出ませんでした。

シビアな業務のため、護衛艦内の空気も緊張感でピリピリしていて、4日間、いっときも心が休まらない状態でした。

なんとか取材を終え、帰京した翌日には無事、番組は放送されました。

しかし、東京に戻ってきてから、下痢が止まらなくなってしまったのです。内科を受診して下痢止めの薬をもらいましたが、いっこうに治りません。

この時点で、頭の湿疹は治らないし、下痢も続くしで、「相当疲れているな」「今までにない症状で、おかしいな」という自覚はありました。

でも、報道フロアに入ると、どんよりするとか落ち込むとかという気持ちが入り込む隙間《すきま》がありませんでした。反射的にシャキッとして、「はい、10秒後にこの原稿」というスピードで、目の前のものをひたすら追いかけていく毎日です。

それまでは、仕事で疲れがたまれば大好きな温泉に行ってホッとひと息つくようなこともありました。しかしこの頃はそういう時間もなくなっていました。非常事態なので仕方がありません。こうした体の不調がうつ病の予兆だとは夢にも思いませんでした。

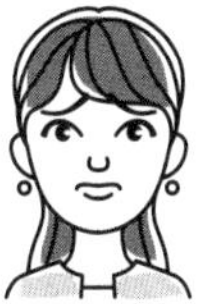

危険度③ 下痢が治らない

体調チェックアンケートを提出せず、体の不調は回復しないまま

7月に入ると、東北の震災取材のほか、都内で新しくオープンした施設などの取材も増えてきて、相変わらずまとまった休みはなかなか取れませんでした。

この頃、震災後の体調について、職場にアンケート用紙と回収箱が置かれ、任意で提出できるようになっていました。「震災取材に行った人は入れてください」と明記され、会社が震災取材後のスタッフの体調を把握しようとし始めたのです。

アンケートは「眠れていますか?」「津波被害の現場を見てどう思いましたか?」「何日間、震災現場に行っていましたか?」といった内容でした。

私は相変わらず、湿疹と下痢は治らず、眠りも浅くなっていて、疲れが相当たま

っていることは自覚していました。

けれど、アンケートを書いて回収箱に入れるという行動を取ることができませんでした。周りの誰も書いて入れている様子はなかったですし、わざわざ自分の状態を会社に伝えるのはなんだか恥ずかしく、「弱い人間だと思われたくない」という気持ちがありました。

震災から4カ月、ほぼノンストップで働いてきて、「まとまった休みがほしい」と正直思っていましたが、報道フロアに一歩入ると、そんな気持ちは一気になくなります。

上司は信頼でき、スタッフとも仲良く、風通しのいい職場でしたが、みんな頑張っていて、みんな疲れ切っていました。そんな中、自分だけが「休みたい」と言うのは気がひけるものだったのです。

また、自分では気づいていませんでしたが、後で同僚から「あの頃は社員食堂で軽いものばかり食べていたね」と指摘されました。そういえば、以前はがっつりした定食を頼んでいたのに、その頃はうどんばかり食べていました。食欲もなくなっていたのだと思います。

以前はスタッフとお酒を飲みに行くことも多かったのですが、この頃には飲み会に参加するのもしんどくなり、行かないことも増えました。お酒を飲む気もないし、下痢も続いているから食べたくもないし、「飲みに行くなら、家でゆっくり休みたい」という気持ちでした。

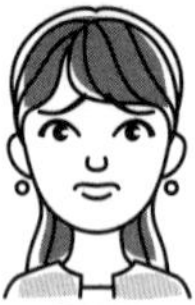

危険度④

体調が悪いことを隠してしまう

寝ても寝ても疲れが取れない。夫と出会うがデートもままならず

私が現在の夫で映画コメンテーターの有村昆《ありむらこん》と出会ったのは、2011年7月のことでした。彼が私のファンだということで、共通の知人が食事会を企画してくれたのです。

そのとき彼からは「お酒が好きと聞いていたけれど、あまり飲まないのですね」と言われました。当時は下痢が続いていて、お酒を飲む気分にはなれなかったのです。

初対面時の彼の印象は「ノリのいい楽しい人」。正直なところ、このときは男性

として意識するという感じではありませんでした。

それでも、かなり積極的にアプローチをされ、7月下旬に初めてふたりでデートをすることになったのです。

自然に癒されたくて、砧《きぬた》公園へ行くことをリクエストしました。

食事のときは、彼から「食が細いんだね」と言われましたが、誰でも夏は食欲が落ちるもの。まさかうつ病だとは思いません。

でも、この頃には、かなり具合が悪くなっていたのだと思います。

寝ても寝ても疲れが取れず、休みの日は昼まで寝て、何か少し食べ、また夕方まで寝ていました。肩こりもひどく、マッサージに行き、また寝て、夕食を食べたらまた朝まで眠るという生活で、いくらでも眠れる感じでした。

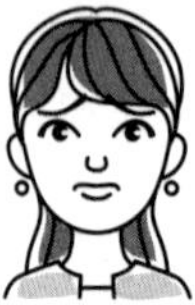

危険度⑤

寝ても寝ても疲れが取れない

報道特番のトークショーに出演。下痢が悪化し、寝つけなくなる

8月半ばには、報道特番「ACTION　日本を動かすプロジェクト」の番組宣伝のため、トークショーに出演しました。

トークショー自体は無事に終了したので、その仕事の後、スタッフと打ち上げに出かけたのですが、好きだったお酒をまったく飲みませんでした。それまでは週に2~3回は飲んでいたのにです。

そして、この後、下痢がひどくなってしまいました。下痢止めを飲んでもやはり効きません。

相変わらず食欲もなく、だるく、寝つきもまた悪くなったので、「夏バテかな」と思い、エアコンのある部屋に寝室を替えて寝たりしていました。それまでは夏場でもエアコンをつけずに眠れていたのです。

仕事の忙しさが少しおさまったところで、それまでずっと積み重ねてきた疲労が、どーっと出てきている感覚もありました。

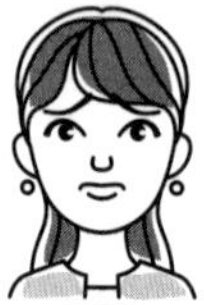

危険度⑥

夏バテの症状だと思い込む

夫と2回目のデート。真夏なのに寒くて震える

夫との2回目のデートは8月下旬でした。

正直なところ、疲れがたまっていて行きたくはなかったのです。約束していたからしょうがない……といったテンションで出かけたのを覚えています。

車で箱根に行きましたが、真夏なのに車内で「寒い！　寒い！」と連発し、夫もびっくりしていました。

箱根では、足湯施設にあった酸素カプセルに入ったのですが、すぐに気持ち悪くなってしまいました。以前はこういうリラックス系は大好きだったのに、閉鎖的な

空間がダメになっていたのです。

このときには食欲もまったくなくなっており、食事も摂《と》らず、道中で軽くお菓子をつまむ程度だったと思います。

そして、この日からとうとう一睡もできなくなってしまいます。コップの水がいっぱいにあふれた、そういう感じでした。

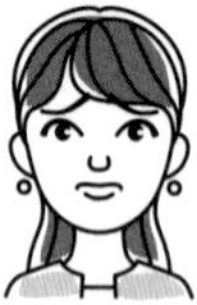

危険度⑦

真夏なのに寒く、体温調節ができない

内科で睡眠導入剤を処方されるが、怖くて飲めない

この数カ月、寝つきが悪いということはありましたが、一睡もできなかったのはこのときが初めてでした。

うとうとということもなく、ひと晩中目が冴えて、朝になったときは「どうしよう、まったく眠れなかった……」とパニックになりました。

その翌日も眠れず、さすがにマズいと思って内科を受診。医師からは「自律神経失調症かもしれません」と言われました。

医師は「本当はもうちょっと仕事をセーブできたり、まとまった休みが取れたら

いいんですけど」とおっしゃいましたが、私は「それは無理です」とお伝えしました。

この医師には以前から診てもらっていて、いわばかかりつけ医でした。テレビで私を見て、「丸岡さん、忙しくてキツそう」と思ってくださっていたそうで、「今は震災もあって大変な時期だもんね」と私の気持ちを尊重してくれました。

そして、睡眠導入剤を処方されました。

でも、もともと私は眠りが深いタイプ。目覚ましが鳴るまで、一度も起きることなく寝ていました。

そのため「薬を飲んで起きられなくて、仕事に遅刻したらどうしよう」という不安がありました。さらに、「こういう薬は依存してしまうから飲んではダメだ」という思い込みも持っていたのです。

夜中に、以前、不眠に悩んでいた先輩に電話をかけて、「睡眠導入剤を飲んだことはありますか?」と聞いてみると、「あるよ。目覚めないとかはまったくないから、とりあえず飲んでみたら？」と助言されました。

それでもやっぱり不安で、結局、睡眠導入剤を飲めなかったのです。

眠れなくなったのが日曜日の夜だったのですが、金曜日までは「news every.」の仕事が続きます。翌日が一日お休みという状況なら飲めたかもしれませんが、仕事があると思うと、睡眠導入剤は受け入れられませんでした。

普通は眠れていないと、ぼーっとしたり、仕事でミスをしたりして、周りに気づかれそうなものです。

でも、私の場合は交感神経がビンビンで、研《と》ぎすまされている感じだったため、仕事をしていてもミスもなく、周りの人は誰ひとり、「丸岡がおかしい」とは思っていませんでした。

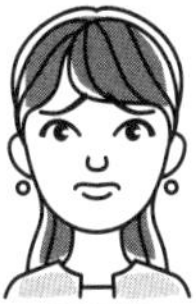

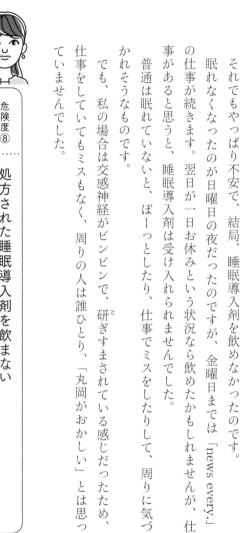

危険度⑧

処方された睡眠導入剤を飲まない

民主党代表選の生放送でフラフラに。とうとう休暇を願い出る

1週間まったく眠れず、睡眠導入剤も飲めずという日々が続きましたが、翌週には民主党代表選の特番生放送を控えていました。

このときには、ほとんど食べることもできなくなっていて、栄養補助ゼリーやカステラひと切れをなんとか食べるといった状態でした。

8月なのに、寒くて体中にカイロをたくさん貼って代表選の取材に臨みました。おそらく、自律神経が狂ってしまっていたのでしょう。

もうフラフラで、脂汗《あぶらあせ》が出て、リポートの言葉がなかなか出てこない状態です。でも、表面にはそれが出ていなくて、周りはまったく私の異変に気づいていません

でした。

気持ちが沈んだり、やる気がうせたりということがあれば、周囲もおかしいと思ったのでしょうが、私は気持ちだけはとても強くて、体がボロボロでも気力で乗り切ってしまっていたのです。

しかしこの日は、スタジオに戻ってから、「頭がもう働かない。原稿の漢字が読めなくなるかもしれない」と焦《あせ》りました。

それで、下読みができていない原稿の漢字にふりがなをふることにしたのです。

「山」「川」といった簡単な漢字にも、すべてふりました。

今の自分は「山」「川」でさえも認識できない可能性がある、そんなに脳の認知機能が低下しているのは異様だ、という自覚はありました。

そして、「これはただの体の疲れではない。精神的な病気かもしれない」とさすがに思い始めました。このときにやっと、「もうこれ以上は無理だ。明日からテレビにはしばらく出られない。放送が終わったら上司に話して、休ませてもらおう」と決意できたのです。

放送後、「じつはもうずーっと寝てないんです。そんな状態で仕事をしていたのです。しばらく休ませてもらえないでしょうか」と伝えると、上司は「今日の民主党大会のリポートもよかったし、ばっちりだったじゃない」と驚いていました。

そこで「今日は全部の原稿にルビをふって臨んだんです」と原稿も見せて、「明日からニュース番組を仕切るのは無理です。すごく迷惑をかけることになるので」と伝えました。

この時点で、私のこの状態は、ちょっと休んで治るものではないというのはわかっていました。翌日にカメラの前に立っているなんてあり得ません。もう限界でした。

会社に対して迷惑がかかるとか、申し訳ないという気持ちももちろんありましたが、「とにかくこの状況を一度断《た》ち切って、環境を変えないととんでもないことが起きる」という危機感のほうが強かったのです。

今思えば、生放送で倒れたり、自殺をするという方向に行かないようにする、ギリギリのタイミングだったと思います。

上司は理解があり、信頼がおける人で、「丸岡がこういうことを言うのは初めてだし、これはもう大変なことだ」と危機感を持ってくれました。「明日からすぐ休め」と言ってもらえたことは、すごくありがたかったです。

そして表向きは「夏休みを取る」という理由で、2週間の休暇を申請しました。

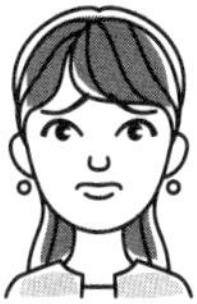

危険度⑨
仕事ができなくなる

東京にいると自殺するかも……と思い、徳島の実家へすぐに帰郷

会社に休暇願を届け出た私は、翌日のお昼に空港に行き、実家のある徳島行きの飛行機に乗りました。

このときすでに、自分でも精神的な病気を疑い始めていたので、心の中で「もしもうつ病だったら自殺してしまうかもしれない」という怖さがあり、東京でひとり暮らしをしていた私は、突発的な行動を起こしてしまわないよう、両親のいるところを目指したのです。

また、東京にいると、長い休暇を怪しむ週刊誌の記者たちに付け回されるだろうという危惧《きぐ》もありました。当時は「仕事帰りにコンビニで○○を買った」というよ

うな、私のただの日常生活ですら記事にされたこともあったのです。

両親には「今からそっちに帰るから空港に迎えに来て」と電話したのですが、昨日までテレビで民主党の代表選をリポートしていた娘が突然、帰ってくると言い出して、「何が起こったのか」と思ったことでしょう。

私は飛行機での移動が好きだったのですが、このときは「ここから早く出たい」という思いにかられ、気分が悪くなってしまいました。箱根で酸素カプセルに入っていたときと同じような感覚です。すでに過覚醒《かかくせい》（P89参照）という症状が起きていたので、音に敏感になっていて、飛行機のエンジン音がとてもつらかったです。

空港に着くと、フラフラした歩き方で、前日のテレビでの姿とはまるで別人になっている娘を見て、両親は驚いていました。家に着いてから、これまでの経緯《けいい》を話して、「精神科に行きたい」と伝えたところ、いとこが内科医だったので、まずは相談してみようと両親と意見が一致し、精神科を紹介してもらうことにしました。

実家では、部屋のすみっこで電気を消してうずくまって過ごしていました。

8月なのに寒くて仕方なく、ストーブをつけてもらうという異様さです。下痢もずっと続いていて止まらず、食事もままならずで、母親が作ってくれたお粥《かゆ》を少しずつ口にする程度でした。

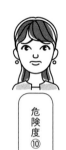

テレビも一切見られず、新聞も読めませんでした。映像を見たり、文字を追ったりする気力がまったくなくなり、震災関連の映像を見るのも苦しかったのです。だからその頃のニュースは何も知りません。

過覚醒も続いていて、太陽や蛍光灯《けいこうとう》の光をすごくまぶしく感じたり、冷蔵庫の音が気になったり、廊下を歩く両親の足音も響いて、イライラしました。「足音が気になるから、すり足で歩いてほしい」と頼んでいたほどでした。

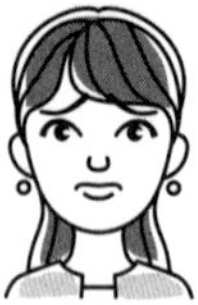

危険度⑩

自殺が頭をよぎる

精神科では『適応障害』と診断されるが、精神安定剤を拒否

初めて精神科を受診したのは9月の上旬です。

このときは『適応障害』との診断を受けました。「働き過ぎで、ダメージが出るのは当然です」と言われ、とても2週間の休暇では治らない、長期休暇と加療《かりょう》が必要と診断されました。そして、診断書を会社に出して、長期休暇を申請しました。

このときは「これで心おきなく休める」と安堵《あんど》したのを覚えています。

そして、少量の精神安定剤を処方されました。

私は、仕事をしながら早稲田大学の大学院で心理学を勉強していて、不登校やい

じめで悩む子どもの心理ケアや、発達障害の子どもへの接し方について、『認知行動療法』（P100参照）を基軸《きじく》に学んでいました。

うつ病の患者さんへの取材経験もありました。

それゆえに、精神疾患について一定以上の知識は持っていたのですが、一方で精神疾患の薬への知識が少なく、薬を飲むのは怖いと思い込んでいたのです。

適応障害がどういう病気かはわかっていましたが、「薬を飲まなくても自分で治せる」「大学院で学んだ『認知行動療法』と休息で治る」と考えていたのが、その後、うつ病をこじらせてしまう原因になってしまいました。

私はもともと薬を飲むのが嫌いだったのですが、たとえば「胃が痛いから胃薬を飲む」といったことはできるのです。でも、精神疾患の薬を飲むと、人格まで変わってしまうのではないか、という恐怖がぬぐえませんでした。

かといって、医師に「薬を飲みたくない」とか「認知行動療法で治せますか？」と素直に相談することもできませんでした。

変な話ですが、私がここで認知行動療法の話を出したら、医師の癇《かん》に障《さわ》るのではないかと思ったのです。

「私は患者に成《な》り下がったのに、キャスターとしての正論を吐くなんて、ややこしい患者だなと思われるのはイヤだ」という思いがありました。

ずっと寝ていなくて、体もフラフラなのに、「こういうふうに思われたら困る」という、プライドだけは残っていたのです。

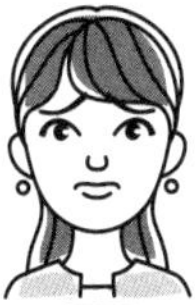

危険度⑪ 処方された薬を飲まず、自分で治そうとする

2週間に一度、精神科に通院。抗うつ薬を飲まず、よくならず

その後も2週間に一度のペースで精神科に通院しましたが、回復の兆しはゼロでした。処方された薬を飲んでいないので当然です。

9月半ばには、すでにマスコミが私の周りをかぎ回っていることを知りました。近所の人が母に「マスコミの人が来てるわよ」と教えてくれていたのです。

そうなると、コンビニに行ったりという、ちょっとした外出はおろか、家でゆっくり休むこともできません。そのため、『胃腸障害』という名目で、いとこの病院に入院させてもらうことにしました。そして入院先から精神科に通院したのです。

けれど、9月末には、とうとう写真週刊誌に「丸岡いずみが謎の長期休暇」とい

う記事が出ました。徳島の実家に帰っていることが報道され、「ずっと追いかけられていたんだ」と知り、記者たちに自分の行動がずっと見張られているような恐怖を感じました。

記事を見た友人や知人が心配して、連絡がどっときましたが、とても返事はできませんでした。仕事から頭を切り離さないと心が休まらないので、どうしても必要な事務的な連絡以外は返信しなかったのです。

一方では、素直に「つらい」と言える、昔からの親友とはメールをしていて、夫からのメール も3回に1回くらいは返事を返していました。

処方された薬を飲まず、病状はよくなっていない中で、週刊誌に追い回されるという大きなストレスがあり、私の症状はここでガクンと悪化しました。

10月上旬には病名が『うつ病』になり、薬も抗うつ薬に切り替わりました。

ここまでくると、薬の説明を聞いても、脳が正常に機能していないので、自分で理解できるレベルではなくなっています。

じつは、担当してくださった精神科の医師は、初めは私の立場を考えて、「今回診断書にはうつ病と書くことになりますが、問題はないですか」と聞いてくださいました。『うつ病』と言うと、人によって受け止め方がさまざまなので、病名を隠している患者さんはたくさんいます。中には「家族にも言えない」という人も少なくありません。

私自身も最初は『うつ病』という病名に抵抗がありましたが、この時点では「もう、うつ病でいいです」という気持ちでした。『適応障害』という病名で状態を曖昧にするよりも、『うつ病』として、しっかり休んで治したいという気持ちのほうが強くなっていたのです。

さすがにこの時点では、見栄《みえ》を張っている状況ではなくなり、「ちゃんと治さないと大変だ」という気持ちに切り替わっていました。

この頃には、体の不調はもちろん、気持ちが落ち込む、自信がなくなる、といった精神的な不調も現れてきました。『うつ病の判断基準』（P81参照）をすると、全部、当てはまるような状態です。

とはいえ、薬はまだ飲めませんでした。出された錠剤を少し齧《かじ》ったりして、なんとか、体にこわごわ入れてみました。でも、そんな飲み方ではまったく効かず、眠りはうとうとする程度でした。

食欲も相変わらずありません。脳が働かず、食べ物の味もちゃんと区別できなくなっていきました。医師に「どれくらい食べなかったら死にますか?」と聞いてみたところ、「点滴だけでも2カ月生きられます」と言われ、「食べられなくても大丈夫なんだ」と安心したこともあります。

たまに、外の空気が吸いたくなって、父と車で海に行ったりはしましたが、まったく気晴らしにはなりませんでした。

そんな中でも、両親は私の状態に過剰《かじょう》に反応せず、そっと見守ってくれていたのはありがたかったです。

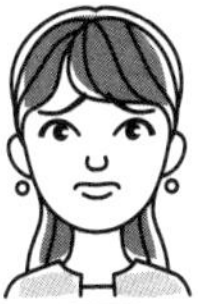

危険度⑫ 『うつ病』と診断される

希死念慮《きしねんりょ》が出てきて、精神科への入院をすすめられる

週刊誌で報道される前は、まだ自分の中で「戻れる」「よくなる」という気持ちが残っていました。

けれど、週刊誌報道後は症状が目に見えて悪くなり、医師からは「前が第1章だとしたら、今は第2章が始まっている」と言われました。

誰にも見張られていないのに、見張られている恐怖感が湧くのもうつ病の特徴ですが、私の場合は本当に見張られていたので、現実的な恐怖でした。

それが、どんどんどんどん心労として重なって、第2章の状態になってしまったのです。

第1章のときは「ゆっくり休もう」と思っていましたが、第2章では「もうゆっくり休めない」「休ませてもらえない」という事実が自分につきつけられたわけです。

入院していても見張られているという恐怖で、また新たなストレスがかかってきました。

この頃には「元気になったら復帰する」という気持ちはまったくなくなり、仕事のことを考える余裕もありませんでした。

そして11月に入ると、「死にたい」と思うようになったのです。

医師にも「自殺すればラクになれると思うことがあります」と告《つ》げました。

すると、「それはよくあることなので大丈夫。飛び降りないことだけ約束して」「薬も合っていないようだし、入院すればこまめに薬を調整できるので、入院をおすすめします」と言われました。

いつも診察には両親に付き添ってもらっていましたが、私が「自殺したい」と話していても、取り乱したりせず、冷静でいてくれました。

結局、「入院はイヤです」と断ったのですが、それは薬を飲まないといけないからではありません。精神科の入院病棟のイメージが私の中ではとても悪かったのです。

鉄格子《てつごうし》がついているような病室が思い浮かび、そのような場所で療養をしていることを週刊誌に報道されるんじゃないか、病室に入ってきて写真をこっそり撮られるんじゃないかといった怖さもありました。

このときも、両親は私の意見を尊重すると言ってくれ、入院せず、そのまま自宅に戻りました。

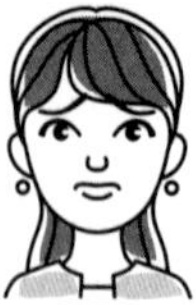

危険度⑬

入院をすすめられるが断る

過換気症候群《かかんきしょうこうぐん》を起こして精神科に強制入院

この頃は、なんとか平常心を取り戻そうとして、神社にお祓《はら》いに行ったり、無になるために坐禅《ざぜん》をしたりもしました。

しかしいずれも効果はなく、状態はどんどん悪くなっていきます。

「そういえば、髪が抜けたり、呂律《ろれつ》が回らないのは、以前取材したヒ素中毒に似ている。うつになって帰ってきた私は両親にとって重荷に違いない。きっと、母は私の食事にヒ素を盛っているのだ……」という、とんでもない妄想まで出てきました。

医師にも「母がヒ素を盛っていると思うんです」と伝えましたが、「大丈夫ですよ」と否定も肯定もせずにそのまま受け止めるという姿勢でした。

私自身も「うつ病は重症化すると妄想が出る」という知識があったので、「母親がヒ素を盛っている」と思いながらも、冷静な自分がもうひとりいて、「うわっ、ここまで思っちゃうのはもう本当に超ド級のうつなんだ」という感覚も持っていたのです。うつで大変なのに、どこか冷静な自分、客観的な自分もちゃんといたというのが、最初から最後までありました。

認知機能の低下が著《いちじる》しく、まったく文字が読めなくなったのもこの頃です。

そして、12月上旬には、突然自宅で息が吸えなくなって、過換気症候群（精神的な不安や極度の緊張などによって生じる過呼吸の一種）を起こしました。両親が慌《あわ》てて車で私を精神科に連れていき、そこで強制入院となったのです。

過換気症候群は、病院に着いて、鎮静剤を打ってもらって落ちつきました。

このときが本当に、心身ともに底の底だったと思います。どうしてこうなるまで粘ってしまったのか、自分でもよくわかりません。元来、頑張り屋なのですが、うつになっても頑張ってしまっていたのかもしれません。

過換気症候群になり、入院してからの2週間は現実感がなく、脳がまったく機能していないので、自分がどこにいるのかもわからない状態でした。医師に「ここはどこだと思いますか」と聞かれても、「……さあ?」という感じです。

「病院にいる」というよりは「病院に入れられた」という感覚で、初日から数日間は、「こんなところに入れられて」と不満がありました。でも、怒るような気力はもうありません。

入院後は、看護師さんの前で薬を飲まないといけないので、やっと薬を飲むようになりました。睡眠導入剤もちゃんと飲んだので、効果が出たところですぐにパタンと眠ってしまいます。自分が置かれた状況や場所、周りの人たちを認識することなく、言われるがままに薬を飲み、眠り、入院生活を過ごしていたという感じです。

そしてある日、朝の6時にカーテンが開けられて、母に「2週間経ったのよ」と言われました。そのときはもう、本来の自分に戻れていたのです。私の中では、入院から3日くらいしか経っていない感覚だったので、何が何だかわからない感じでした。

2週間の入院で劇的に回復。薬の大切さを思い知る

入院から2週間が経つと、すごく久しぶりにおなかが鳴って、食欲も湧いてきました。

病室で目にする漢字も、入院した当時は認識できなかったのですが、2週間経って、名札に「看護師」と書いてあるのを、「あれっ!? あ、日本語だ……」とわかるようになったのです。

「薬でこんなにラクになるんだ!」「すごい!」と思いました。

抗うつ薬などの精神疾患の薬は、服用すると「人格が変わるんじゃないか」と思っていたのですが、当たり前ながら、そんなことはありませんでした。

2週間経って症状が治まったとき、看護師さんたちが「よかった〜〜〜!」と言って喜んでくれたのもうれしかったです。

食事はずっとお粥でしたが、もう下痢もしなくなっていたので、「ごはんが食べたいです」と自分から言いました。

後になってから担当の医師に、「じつは薬を飲んでいませんでした」という話をしました。

医師は「これまでの臨床経験からいうと、これくらいでよくなるはずなのにならない。特別なケースだとは思うけどおかしい。写真週刊誌に撮られたことも影響しているのかな」と、ずっと思っていたそうです。

年末には一時帰宅し、テレビや新聞も見られるようになりました。食欲も戻って、おせち料理も普通に食べられたのです。

認知機能が回復してからは、医師から薬の話をかなり詳しく聞き、薬への不安もなくなったので、処方されたとおりに安心して飲めるようになりました。

うつがよくなるにしたがって、本来の自分に戻ってきましたが、もともと人に質問したり、新しいことを吸収したりするのが好きな性格です。医師には自分の具合のことよりも、「先生が今まで臨床経験をされてきた中で、こういう患者さんの場合はどうされていたんですか?」などと、自分の興味のある話をうかがったりしていました。

快方に向かい始めてからは、「死にたい」と思うことはなくなりました。「こんなにごはんがおいしく食べられるのに、なんで死にたいって思っていたんだろう」と不思議になるくらいでした。

ずっとなかった食欲が戻って、「お肉を食べたい」「明日はこれが食べたい」という欲求が出てきて、私の場合は、一気にそれまでの不調が解決し、見違えるように元気になっていきました。

退院して自宅療養。薬は飲み続ける

1月初旬に退院してからは、通院は1カ月に1回。薬はその後、1年半の間はずっと飲んでいました。

私は薬を飲まずにいて痛い目にあったので、医師の指示どおりに、自己判断せず、薬の量は守りました。その間に飲んでいたのは、抗うつ薬と睡眠導入剤です。

たまに寝つきが悪い日があったりもしましたが、一睡もできないといったことはまったくなくなりました。

心も体もかなり元気になりましたが、一方で仕事への意欲は湧いてきませんでした。それよりも「今までできていなかったことをいろいろしたい」という気持ちのほうが強くなっていたのです。

それまでは仕事第一で、結婚願望もまったくありませんでした。

でも、退院後は、「しばらく徳島でのんびりしながら次の人生を考えよう」「仕事じゃなく家庭に入る道を選ぼう」という考え方にシフトしていました。

うつ病を経験して、家族や友人、周りの人の優しさに支えられていることにあらためて気づき、仕事以外にも大事なことはたくさんあることがわかったのです。

2月になると上司が徳島まで面会に来てくれたのですが、私の姿を見て「もう、すごく元気になっているように見える」とびっくりしていました。

でも私は「まだお薬は飲んでいて、もうちょっとゆっくりしたいので、すぐに仕事復帰はできません。ぶり返してもいけないので」と伝えました。

すると「話が早いかもしれないけど、会社に復帰するとしたら、いろんなプランがあるから安心してね」と言ってくれて、本当にありがたかったです。キャスターに戻らなくても、事務系の部署に異動することもできるといったプランで、私の体調を考慮して無理のない復帰を提案してくれました。

夫とは東京でデートを2回した後、休職して徳島に戻ってきたので会えなくなり、メールのやりとりだけでした。でも、いとこの病院にかわいいぬいぐるみやアメジスト、御守《おまも》りなどの癒しグッズをいつもたくさん送ってくれ、本当に心配してくれているのがわかり、うれしかったです。

彼は私の闘病中に、うつ病の本をたくさん読んでくれていて、病気への理解もありました。3月になると彼が徳島まで会いに来てくれて、それから正式にお付き合いが始まりました。夫とはその年の8月に結婚することになるのですが、もし、うつ病になっていなかったら、彼の素晴《すば》らしさに気づかず、付き合ったり、結婚したりはしていなかったかもしれません。

また一方で、もし夫と出会っていなかったとしても、うつ病後、仕事には復帰していなかったと思います。振り返ってみると、それまで仕事では、日本だけでなく、世界中でいろいろな取材をさせてもらい、周囲のスタッフにも恵まれていました。ですが、それだからこそ、やり切った感が大きくなっていたのです。

旅行にも行けるようになり、司会業にもチャレンジ

3月には両親と鳥取旅行に行くこともできました。

ちょうどたまりにたまっていた有給休暇などを消化していた時期でもあり、心配をかけた両親への労《ねぎら》いもかねて、旅行先から宿泊先、行った先で何を見て回るかといった旅程のスケジュールまで私が立てました。

また、この頃には地元・徳島で医師が集まるパーティの司会も行いました。

担当の医師も最初は「退院して半年も経っていないけど、パーティの司会なんて大丈夫かな?」と言っていましたが、最終的には「丸岡さんがやってみたいんだったら、ちょっとリハビリで1回やってみますか」とOKを出してくださいました。

結果、無事に務めあげることができ、「私、人前に出ても大丈夫だ」という自信になりました。3カ月前までは日本語も読めなくなるほどの状態で入院していたのに、300人もの人の前で司会ができていることが感慨深かったです。

医師からは「仕事はもう復帰してもいいけど、前みたいに無理はしないでね」と言われました。

その後、東京で借りていた部屋を引き払うため、両親と一緒に飛行機で東京に向かいました。飛行機に乗っても気分が悪くなることは、もうありませんでした。

結局、仕事には復帰せず、8月に結婚したのを機に日本テレビを退職しました。

震災から1年半、私はうつ病になって、人生の価値観がガラリと変わり、生き方も変わったのでした。

コラム①

うつ病の診察では信頼できる人に付き添ってもらうこと

休職し、徳島に戻って、精神科に通い始めてからは、診察のとき、いつも父や母に付き添いをお願いしていました。

なぜなら、自分の病気の状態を両親に全部把握しておいてほしいと考えていたからです。私が医師に話す内容、医師から言われること、処方される薬など全般です。

うつ病になると脳の機能が低下するため、症状がどんどん悪くなっていったときに、自分では判断できないのではないかという恐れがありました。

そうなったときに信頼できる両親に、客観的にそのときどきでの状況を判断してもらいたいと思ったのです。心身ともにボロボロな状態でも、そういう冷静な部分は残っていました。

もちろん「家族に迷惑や心配をかけたくない」という気持ちもありました。病院に一緒に来てもらっていなかったら、病状を隠した部分もあったかもしれません。

でも、診察に立ち会ってもらうと隠しようがないですし、体力が落ちている中で、自宅に戻ってから家族に一から診察内容を説明する必要もなくなります。

また、家族にうつ病の知識がない場合、その場で医師に質問もでき、理解を深めてもらうこともできるでしょう。

大きな手術のときは、家族の同意が必要だったり、付き添いが必要だったりしますよね。うつ病の診察の際も、家族や恋人、友人など全幅の信頼が置ける人間に付き添ってもらうことをおすすめします。

うつ病って何？

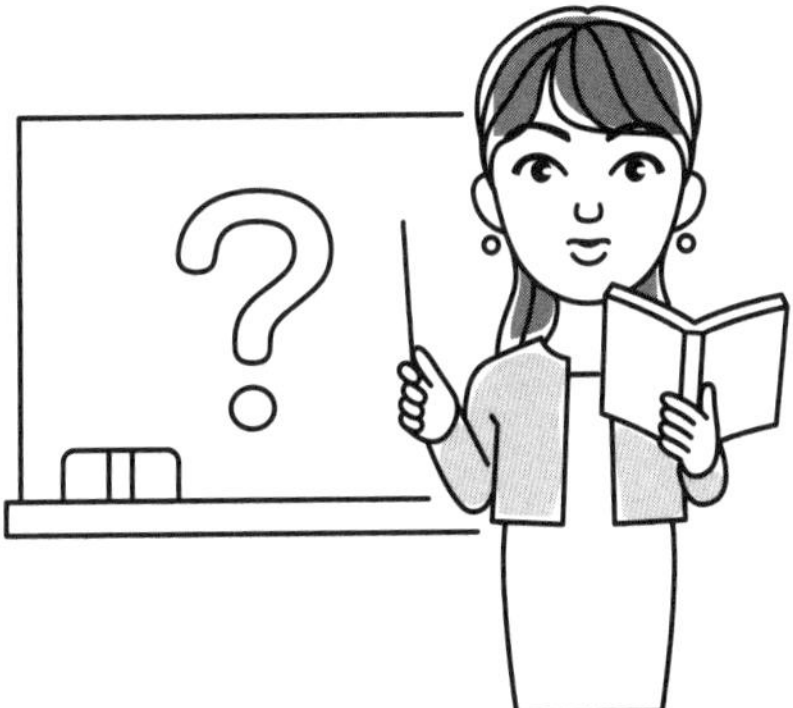

第二章

うつ病は脳の病気です

私は仕事でうつ病の企画を担当したことがあり、うつ病の患者さんへの取材もしていました。「news every.」に現在もご出演されている医師の鎌田實《かまたみのる》先生とともに「うつ病を予防するには」といったコーナーを放送したこともあり、この病気について啓蒙《けいもう》する立場だったのです。

また、早稲田大学大学院でも心理学を勉強していて、うつ病というものがどういうものか、わかっていたつもりでした。

しかし、うつ病の当事者になってみて、じつはわかっていなかったことがいっぱいあることに気づかされました。

うつ病といっても人によってさまざまな症状があること、薬への間違った思い込みがあること、うつ病への偏見を持っている人が多いことなどです。

また、うつ病とうつ状態との区別がつかない人も少なくありません。

たとえば、上司に怒られた、失恋した、家族とケンカした……といったことで、落ち込む、食欲がなくなる、憂《ゆう》うつな気分になるという状態は、誰でも経験があると思います。

しかし、それは一時的なもので、その後、気分が回復して、いつもどおりの生活を続けていくことでしょう。そういう場合は、自分がなぜ落ち込んでいるのか、自分でちゃんと自覚できていると思います。

こういう状態の場合は、うつ病ではなく、うつ状態であり、「プチうつ」などとも言われます。

ところが、つらく憂うつな気持ちに一日中とらわれ、それが2週間以上も続き、仕事ができなくなったり、日常生活に支障が出てくると、うつ病の可能性があります。

さらに、私のように最初は心の症状として現れず、湿疹が出る、眠れない、食べられない、体温調節ができない……といった体の症状として、うつ病が現れる場合もあります。

以前、うつ病は「心の風邪」と言われた時代があり、その名残で「心の病気」と誤解している人も多いのですが、うつ病はれっきとした「脳の病気」なのです。

精神を安定させたり、やる気を起こさせたりする脳内の神経伝達物質『セロトニン』や『ノルアドレナリン』が減ることで発症することが多く、その結果として無気力で憂うつな状態を引き起こしてしまうのです。

発症の原因は、環境の変化や対人関係の変化、喪失体験、ストレスなどと考えられています。

私の場合は、東日本大震災の取材によって精神的・肉体的疲労がたまり、それがストレスとなり、体の不調として現れ、最後には仕事ができる状態ではなくなってしまいました。

うつ病は貧血などと違って、数値で測れるものではないので、一時的に気分が落ち込んでいるだけなのか、うつ病なのかどうかという自己判断はできません。

そのため、いつもと違う不調を感じたら、まずは精神科のクリニックを受診して

脳内の神経伝達物質とその関係

●セロトニン

安心感など感情をコントロールする脳内の伝達物質の暴走を抑えて、心のバランスを取るもの。

●ノルアドレナリン

やる気などを起こす脳内の伝達物質。危険を回避するため素早く状況判断をし、行動に移せるようにするためのものなので、ストレスにさらされると不足し抑《よく》うつ状態になる。

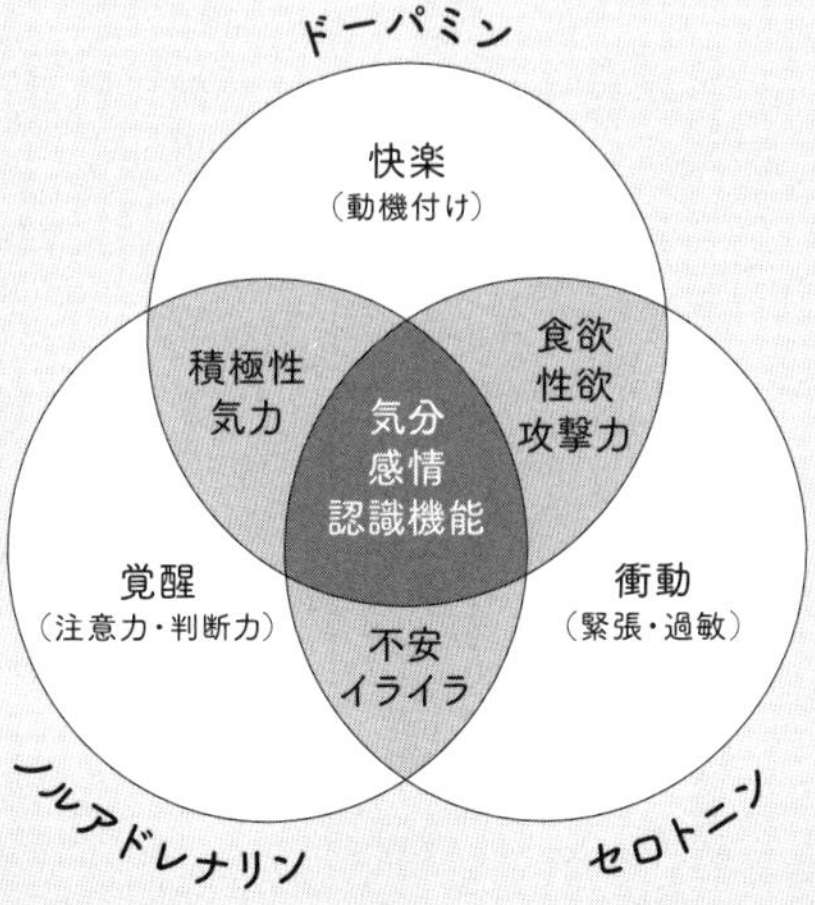

みてください。

また、米国精神医学会が定めた、うつ病の判断基準となる9つの症状というものがあります。経験者としては、必ずしもこのとおりではないと思う部分もありますが、一定の基準としてこの項目を目安にするのはよいかと思いますので、次ページで紹介します。

医学的には『新型うつ』はうつ病ではない

うつ病は医学的には、『大《だい》うつ病』と、躁《そう》とうつを繰り返す『双極性障害』の2つに分類されます。

私の場合は『大うつ病』でした。患者の数が最も多く、一般に言う『うつ病』がこれで、「うつ病の中でも〝主たる〟タイプ」という意味の英語「メジャー

うつ病の判断基準

- ☑ １日中、ひどく憂うつな気分を感じる…①
- ☑ １日中、何をしてもおもしろくないし、
何かをしようという気持ちも起きない…②
- ☑ ひどく食欲がないか、逆に食欲があり過ぎる
- ☑ ひどく眠れないか、逆に眠り過ぎる
- ☑ ひどく動きが緩慢《かんまん》になったり、
イライラして体を動かしたりする
- ☑ ひどく疲れたり、
体がだるくて重く感じたりする
- ☑ 自分を責めたり、
過去のできごとを思い出して悩んだりする
- ☑ 思考力や集中力、決断力が低下する
- ☑ 死んだほうがましだと、何度も自殺を考える

このうち５つ以上の症状が２週間以上続き、①と②のどちらかひとつでも当てはまると、うつ病である可能性があります。

参考：米国精神医学会『精神疾患の分類と統計』（DSM-V）

(major)」を「大」と訳した言葉で「症状が重い」という意味ではありません。

最近は『新型うつ』という言葉を耳にすることも多いですが、『新型うつ』は医学的な名称ではなく、うつ病とは異なります。

新型うつは、気分が沈んで会社には出社できないけれど、プライベートでは遊びに出かけたり、旅行に行くことができるという症状です。「自分は悪くない、悪いのは上司」といった、他罰的な傾向があるのも特徴です。

新型うつの人たちは、うつ病ではないので、薬物療法は基本的に不要で、認知行動療法が行われることが多く、高い効果が得られるケースがあります。

ほかにも、うつ病と混同されやすい病名としては、『パーソナリティ障害』『気分変調性障害』があります。

『パーソナリティ障害』は、考え方や性格に起因するもので、その人の人となりと周囲との違いを埋められないと感じ、本人や周囲が社会生活を送ることが困難になってしまう病気です。

『気分変調性障害』は、うつ病ほどではない抑うつ状態が長く続き、治りづらいの

精神疾患の分類

①と②は
脳の病気
です

①うつ病

●**大うつ病（うつ病）**……一般的な「うつ病」。診断書では「大うつ病性障害」と書かれることも。脳内の伝達物質が減ることで発症することが多く、結果として無気力で憂うつな状態を引き起こす。心の症状より先に体に症状が出ることもある。

●**双極性障害**……「躁うつ病」と呼ばれることも。躁状態とうつ状態をくり返す病気。躁状態のときは気分が高ぶって社交的になったり、思いも寄らないような行動をとったりする。うつ状態のときには抑うつ状態になり、一日中眠っていたり、引きこもっていたりすることもある。

②統合失調症

大きく分けて「陽性症状」「陰性症状」などがある。「陽性症状」は、妄想や幻覚が出て、思考が混乱して会話ができなくなることも。「陰性症状」は、意欲が低下して引きこもりになったり、感情が乏しくなったりする。

③パーソナリティ障害

その人の持つ性格や考え方に起因するもので、自分と周りとの違いを埋められないと感じ、社会生活を送ることが困難になる。

④気分変調性障害

うつ病とよく似ているが、うつ病ほどではない抑うつ状態が、ほぼ一日中、長期間続く。疲れやすくなったりして引きこもりなどにもなりやすく、治りにくいのが特徴。

が特徴です。

そのほかに、激しい幻覚や妄想が出て、意欲が低下し、感情が乏《とぼ》しくなる『統合失調症』があり、これらをすべてまとめて『精神疾患』と言います。

この中で、「脳の病気」と言われるのが、2つのうつ病と『統合失調症』で、『パーソナリティ障害』『気分変調性障害』は脳の病気ではありません。

これらは病気によって、使うお薬もまったく違ってきます。

適応障害とうつ病の違い

私がニュースを読めなくなって、「news every.」を休職し、徳島に帰って診察を受けたとき、最初の病名は『適応障害』でした。

適応障害はストレスによって引き起こされ、ふだんの生活が送れないほど抑うつ気分、不安や心配が強くなり、怒りや焦り、緊張などの症状が現れる病気です。『新型うつ』のお話でも触れましたが、適応障害はストレスの元となっているものから離れると元気でいられるという点が、うつ病とは異なります。

うつ病の場合は、ストレスとなっている環境から離れても、憂うつさは変わらず、長く続きます。

一方で、適応障害と診断されても、5年後には40％以上の人がうつ病と診断されることがデータでわかっており、適応障害はうつ病の前段階とも言えます。私の場合は最初に『適応障害』と診断され、精神安定剤を処方されました。しかし、薬への強い拒否感があり、結局、もらったものを飲みませんでした。

また、大学院で心理学を学んでいたため、「適応障害なら、薬を飲まなくても、自分で行う認知行動療法（P100参照）と休息で治るはずだ」と考えていました。その結果、薬を飲まずに症状が悪化し、1カ月後には『大うつ病』と診断されることになったのです。

体に出るタイプのうつ病もある

私は心ではなく、体に出るタイプのうつ病だったので、周りでも私が精神疾患にかかっていると気づく人はひとりもいませんでした。

思い返せば、私には体の不調として、湿疹から不眠、下痢、食欲不振、自律神経失調症、過覚醒、最終的には過換気症候群まで、これまでに経験のない症状が次から次へと現れていて、「うつ病である」というサインが送られてきていました。

ベッドに入って3秒で眠れるくらい寝つきのいいタイプで、取材中はごろ寝や雑《ざ》魚《こ》寝《ね》も平気。ロケ車の中でもがんがん眠れた私が、何日も寝つきが悪いというのは、かなり異常なことだったのです。

下痢も以前なら薬を飲んだらすぐ治っていたのに、1週間以上も治らないというのは、腸が悪いのではなく、ストレスが原因だったということに早く気づくべきでした。

夏なのに異様に寒いといった自律神経の乱れも、うつ病ではよく起こる症状です。私の場合、どんなに体調が優れなくても、仕事への意欲は落ちず、気持ちの強さはずっとあったので、余計にうつ病にかかっていることがわかりづらかったのだと思います。

体の症状に現れるうつ病として、ほかにも帯状疱疹《たいじょうほうしん》やじんましん、耳鳴り、突発性難聴、生理不順、胃潰瘍《いかいよう》なども考えられるでしょう。

体の具合が悪く、検査をしても原因が見つからなかったり、薬を飲んでも治らないときには、うつ病を疑ってみてください。

自律神経失調症とうつ病の違い

私は『適応障害』『大うつ病』と診断される前段階で、内科医に『自律神経失調症』と診断されたこともあります。そのときは、眠れず、食欲がなく、真夏なのに寒いといった症状が出ていました。

自律神経は、体中に張り巡らされた、交感神経と副交感神経からなり、ほとんどすべての臓器の働きを調整しています。

交感神経（興奮）と副交感神経（リラックス）のバランスが崩れると、臓器は正常でも、めまい、全身倦怠《けんたい》、頭痛、手足の痛み、動悸《どうき》、息切れ、不眠、食欲不振などの症状が出てきます。

これが自律神経失調症です。

うつ病と症状が似ていますが、大きく違うのは、うつ病が脳の病気であるのに対して、自律神経失調症は自律神経の異常から起こる症状であるということです。

主に自律神経失調症は体の症状として現れ、うつ病は心の症状として現れるとも言われますが、私のように体に現れるうつ病もあります。

自律神経失調症からうつ病へと移行することも少なくなく、うつ病との関連が深い症状です。

光がまぶしく、音がうるさい『過覚醒』もうつ病の前兆

私は入院して薬を飲むようになるまで、ずっと過覚醒に悩まされました。

過覚醒とは、強いストレスを受けた後、緊張状態が解けず、ちょっとしたことに過剰に反応してしまう状態です。

私は光がすごくまぶしく感じられて、ほんの小さな音でもうるさく感じるという状態がずっと続いていました。

過覚醒では、心拍数が速くなる、息切れ、めまい、震え、絶え間ない不安感というような症状がある人もいます。

うつ病や適応障害の人に起こることがあり、『心的外傷後ストレス障害（PTSD）』の人にも多く見られます。

過覚醒は薬で治るものではないので、その原因となっているもの（私の場合はうつ病）を治療することで治まります。

うつ病が重症化したら薬での治療は必須

私は「精神安定剤や抗うつ薬を飲むと、人格が変わってしまうのでは」という間違った考えを持っていて、処方された薬を飲みませんでした。

その結果、うつ病がどんどん悪化していきました。

しかし、過換気症候群で強制入院となり、薬を飲まざるを得なくなってからは、みるみるうちに回復し、2週間後には、ほぼ元の元気な状態に戻っていたのです。

休息やカウンセリングだけで治るような軽いうつ病の人以外は、抗うつ薬での治療が有効です。人格が変わることもないので、まったく心配はいりません。

うつ病は、脳の神経伝達物質であるセロトニンやノルアドレナリンなどの、気分に関係する物質が少なくなって起こると言われています。そのため、抗うつ薬は、これらの物質を活性化させたり、ストレスに関わる脳の神経回路に作用します。

うつ病の薬は効果が現れるまで2~3週間はかかるので、継続することが大事です。人によっては眠気やだるさ、吐き気などを伴《ともな》うこともありますが、こういった副作用は2~3週間で治まることが多いそうです。医師から薬の効用と副作用をしっかり聞き、どうしてもつらいときは、薬を変えてもらうなどの相談をしてみてください。

今はインターネットでも薬の種類と効果、副作用を調べることができます。そして、そのような場では、細大漏《さいだいも》らさずすべての副作用を記載することになっています。けれど、そこに掲載されているすべての副作用が自分に出るとは限らないので、私のように「処方されても飲まない」という自己判断をするのは危険です。やはり、薬に関しては、インターネットなどでの情報を鵜呑《うの》みにするのではなく、参考程度に留めておいて、たとえ細かな疑問であってもわからないことがあれば、主治医に相談してみるのがいいと思います。

また、症状がよくなっても、自己判断で服用を止めると、抑えられていた症状がまた現れたり、再発することもあります。治療が終わるまで、医師の指示にしたがって、飲み続けましょう。

うつ病と診断されたときに処方されやすい薬とその効能

ここで簡単に、うつ病の患者が処方されやすい薬について、ざっとご紹介します。あくまでも「こういうものがある」という紹介ですので、その詳しい効用や副作用、ご自分に合うかどうかも含めて、主治医の先生にご相談ください。

また、抗うつ薬や睡眠導入剤に関しては医学的に「強い・弱い」という観念はありません。その薬が何に作用するか、何時間作用するかという点で分類はされますが、作用の強弱はないのです。ですから、今処方されている薬が効かないというときに、次に出される薬は「さらに強いもの」というわけではなく、「違う部分に作用するもの」を処方されるというわけです。

●中時間型

［半減期が12～24時間程度］

・フルニトラゼパム
（ロヒプノール、サイレース）

・ニトラゼパム
（ベンザリン、ネルボン）

・エスタゾラム
（ユーロジン）

・ニメタゼパム
（エリミン）

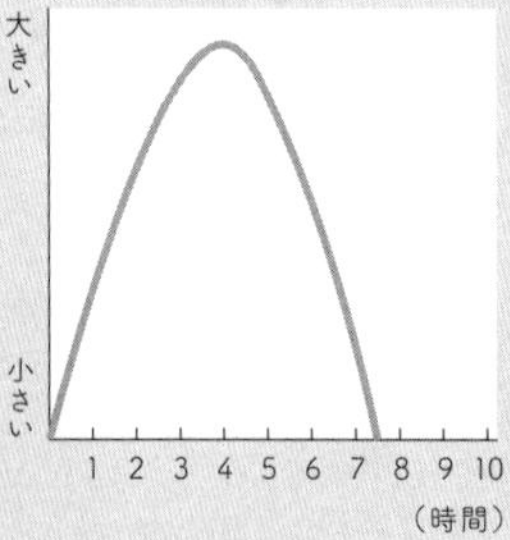

●長時間型

［半減期が24時間以上］

・クアゼパム
（ドラール）

・フルラゼパム
（ダルメート、ベノジール）

・ハロキサゾラム
（ソメリン）

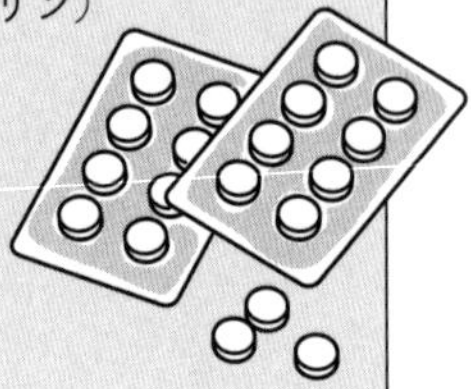

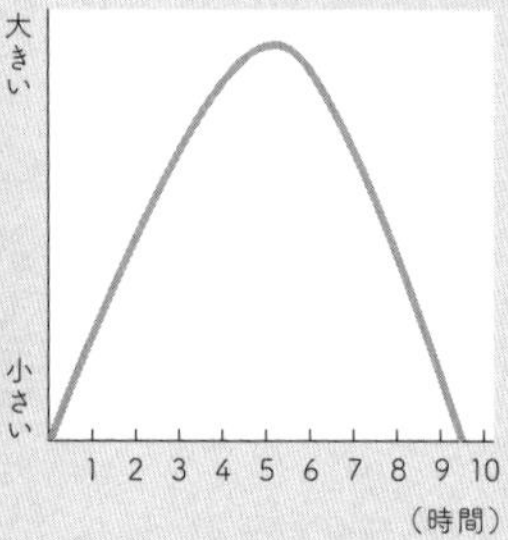

※半減期とは……
血液中の薬の濃度（作用時間）が半分に減るまでの時間のこと

睡眠薬の種類

成分名(商品名)の形で掲載しています

●超短時間型

[半減期が2〜4時間程度]

・ゾルピデム
(マイスリー)

・トリアゾラム
(ハルシオン)

・ゾピクロン
(アモバン)

・エスゾピクロン
(ルネスタ)

[睡眠効果(薬の血中濃度)の強さ]

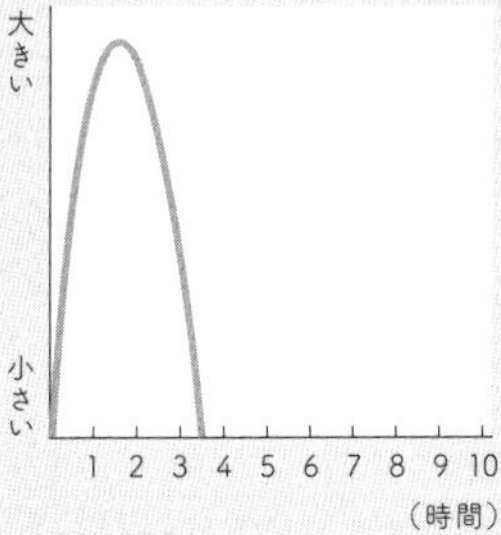

●短時間型

[半減期が6〜12時間程度]

・ブロチゾラム
(レンドルミン)

・ロルメタゼパム
(ロラメット、エバミール)

・リルマザホン
(リスミー)

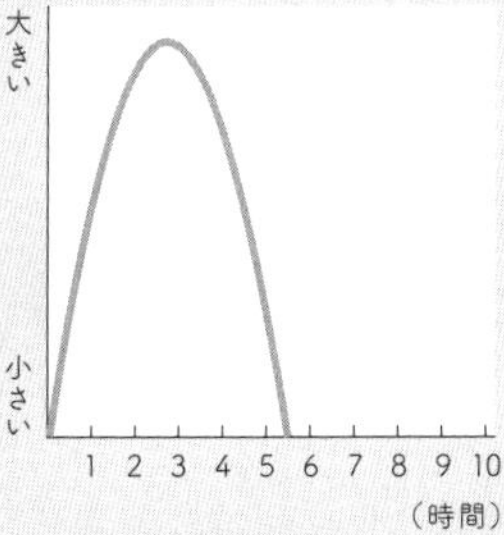

	抗不安作用	睡眠作用	筋弛緩作用	抗痙攣作用
	大	大	中	なし
	小	小	小	なし
	中	小	小	なし
	中	中	中	なし
	大	中	小	中
	中	中	小	なし
	大	中	大	中
	大	小	小	なし
	中	小	小	中
	中	中	小	小
	中	中	小	小
	中	中	小	なし
	中	大	小	なし
	大	大	中	大
	中	大	大	大
	中	小	小	中
	大	中	中	なし

精神安定剤（抗不安薬）の種類

	成分名（商品名）	半減期	
短時間型	エチゾラム（デパス）	6 時間	
	クロチアゼパム（リーゼ）	6 時間	
	フルタゾラム（コレミナール）	3.5 時間	
中時間型	フルジアゼパム（エリスパン）	23 時間	
	ロラゼパム（ワイパックス）	12 時間	
	アルプラゾラム（ソラナックス、コンスタン）	14 時間	
	ブロマゼパム（レキソタン、セニラン）	20 時間	
長時間型	クロキサゾラム（セパゾン）	16 時間	
	クロラゼプ酸二カリウム（メンドン）	24 時間	
	メダゼパム（レスミット）	110 時間	
	オキサゾラム（セレナール）	56 時間	
	メキサゾラム（メレックス）	105 時間	
	クロルジアゼポキシド（バランス、コントール）	10 時間	
	クロナゼパム（リボトリール、ランドセン）	27 時間	
	ジアゼパム（セルシン、ホリゾン、ダイアップ）	57 時間	
超長時間型	ロフラゼプ酸エチル（メイラックス）	122 時間	
	フルトプラゼパム（レスタス）	190 時間	

抗うつ薬の種類

●SSRI

効果：セロトニン不足を改善
主な副作用：吐き気、食欲不振、下痢

●SNRI

効果：セロトニンとノルアドレナリンを活性化
主な副作用：吐き気、尿が出にくい、頭痛

●NaSSA

効果：セロトニンとノルアドレナリンの放出を抑える α2 受容体をブロック
主な副作用：眠気、体重増加

●三環系抗うつ薬

効果：主にセロトニンとノルアドレナリンの再取り込みを強力に阻害
主な副作用：口が渇く、便秘、立ちくらみ

●四環系抗うつ薬

効果：主にノルアドレナリンに作用
主な副作用：眠気、ふらつき

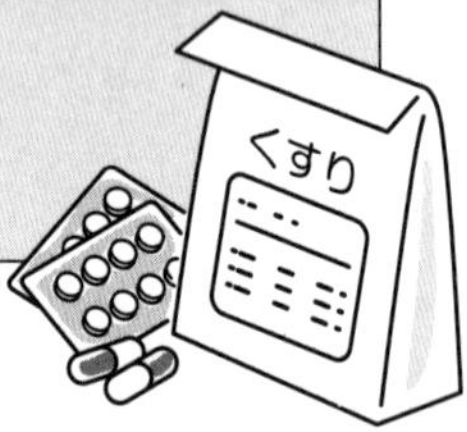

認知行動療法は軽症のうつ病の人向け

適応障害を認知行動療法で治そうとした私ですが、認知行動療法が適応障害やうつ病の治療に功を奏《そう》する場合もあります。

認知行動療法とは、簡単に言うと、「自分の考え方のクセをよりよい方向に変えるための治療法」で、悲観的な思い込みや考え過ぎる思考を改善していくものです。

ただし、認知行動療法が効果的なのは、軽症のうつ病の人や、薬の治療によって症状が落ち着いた人です。私のように軽症でもなく、薬を飲んでいない状態で行うものではありません。

ましてや、認知機能が落ちている、うつ病の本人の私が、自分で認知行動療法を行おうとすることは、病気を悪化させることもある危険な行為だったのです。

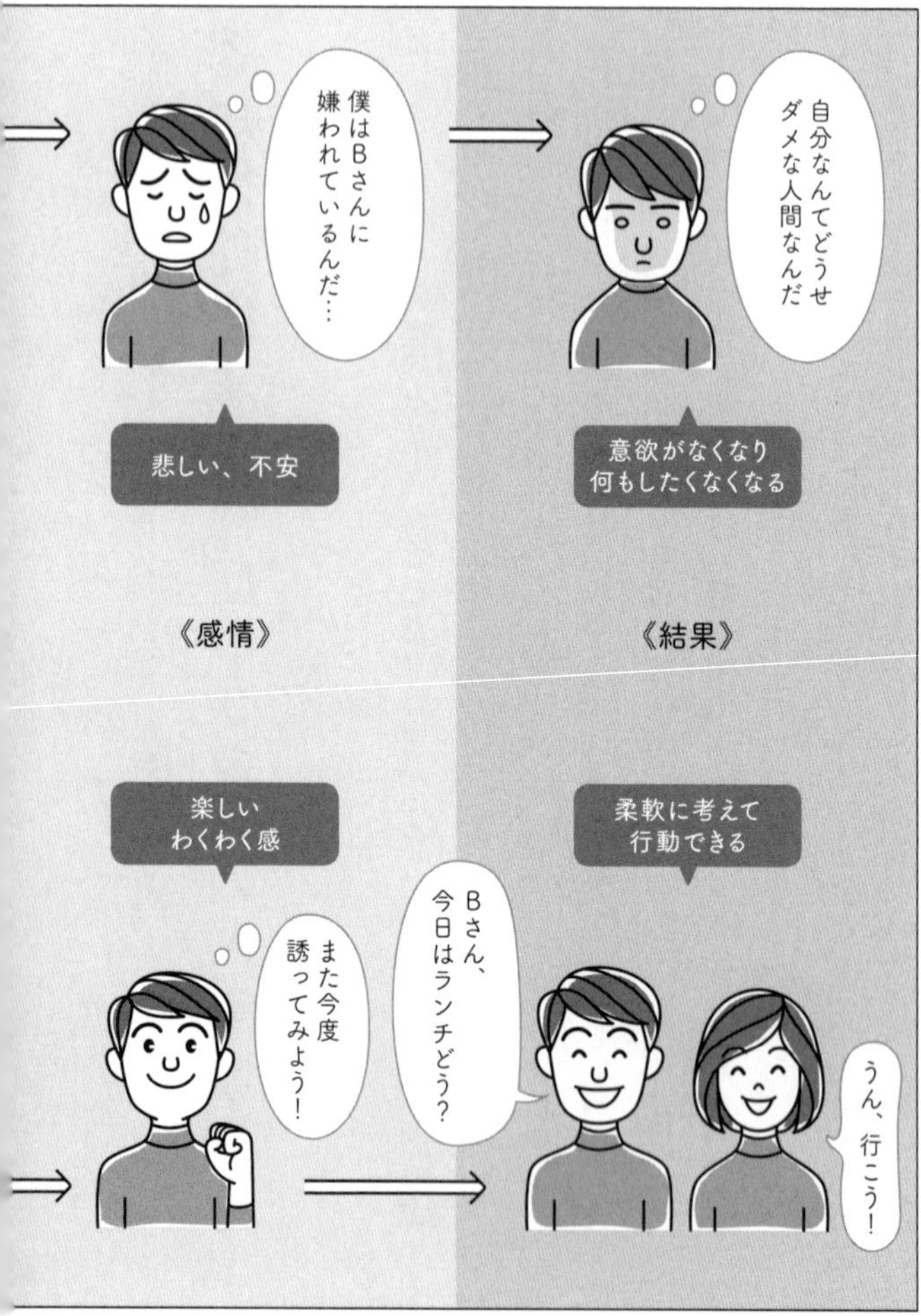
僕はBさんに嫌われているんだ…
悲しい、不安
《感情》
自分なんてどうせダメな人間なんだ
意欲がなくなり
何もしたくなくなる
《結果》
楽しい
わくわく感
また今度誘ってみよう！
柔軟に考えて
行動できる
Bさん、今日はランチどう？
うん、行こう！

認知行動療法とは

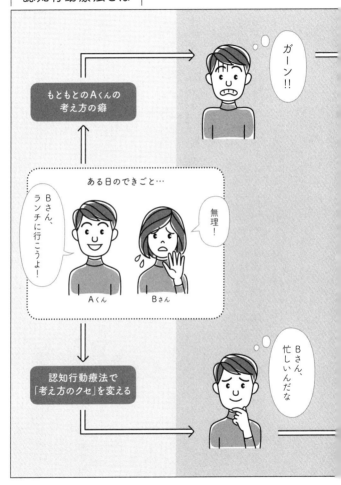

もともとのAくんの考え方の癖
ガーン!!
ある日のできごと…
Bさん、ランチに行こうよ!
無理!
Aくん
Bさん
認知行動療法で「考え方のクセ」を変える
Bさん、忙しいんだな

また、うつ病では、専門家による心理的援助（カウンセリング）が行われることがあります。カウンセリングが必要な方とは、うつ病になった背景に、性格やものごとの考え方、行動パターンなどが影響している場合です。

私の場合は、うつ病の原因が震災取材による疲労とハッキリしていて、自分の性格によるものではなかったので、カウンセリングは必要ありませんでした。

精神科への抵抗がある人は、まずは内科を受診しよう

「気分がずっと沈んでいる」「今までにない体の不調が続いている」「うつ病かもしれない」と思ったとき、受診したことがない精神科に行くのをためらってしまう人も多いことでしょう。

私の場合は、いとこが医師をしていたので、信頼のおける精神科を紹介してもらうことができ、ずっとそこに通っていました。

今はインターネットでクリニックを調べることもできますが、たとえばかかりつけの内科医に相談し、「精神科の医師を紹介してください」とお願いしてみるのもひとつの手です。長く自分のことを診療してくれていて、病歴もわかっているかかりつけ医が紹介してくれる医師なら、信頼できるのではないでしょうか。

うつ病が重症化すると、調べる気力もなくなり、病院に行くこと自体も難しくなるので、「うつ病かもしれない」と思ったら、やはり早い段階で精神科を受診したほうがよいでしょう。

とくに、私のように体に先に出るタイプのうつ病だと、なかなか精神科に行こうという考えにはならず、内科をはじめ、表に出てきた症状に関係する科を受診し、その症状に対する薬を処方してもらう対症療法になりがちです。

気分の落ち込みはなかったので、受診した先生方も、湿疹にはこれ、下痢止めはこれ、といった具合で、ご自分の領域の患者と思われてしまいます。このような場合、医師のほうから積極的に精神科を紹介するということはまれでしょう。

でも、処方された薬が効かない、全然治らない、という状況が続いたら、うつ病の可能性も考え、内科ではなく精神科へ行くことをおすすめします。

また、精神科へ行ったものの、担当してくれた医師とどうも相性が合わない、セカンドオピニオンがほしいと思ったならば、別のクリニックへ行くことも、まったく問題ありません。

私を担当してくれた医師は話しやすく、話をよく聞いてくれ、冷静なところが信頼できると思いました。だからこそ、自分の状態を素直に話すことができたのだと思います。

一方で、たとえば診察室に入ったときに、こちらの眼を見ずにずっとパソコンに情報を打ち込んでいるだけといった医師だと、私は不安になります。

医師との相性は人それぞれですが、自分が信頼できると思える先生のもとで治療してください。

再発させないよう薬を勝手にやめない

うつ病を再発させないためには、最初にかかったときにしっかり治療することが重要です。

うつ病が再発する確率は50％。さらに再発した人が3回目のうつ病にかかる確率は70％、4回目は90％というふうに、再発率はどんどん上がっていきます。そうなるとずっと治らない状態になってしまうので、1回目の後にいかに再発させないかがポイントになるのです。

私も、自分では「症状がだいぶよくなった」と思っても、医師が「もう大丈夫です、寛解《かんかい》です」と言ってくれるまでは、薬の量をちゃんと守っていました。

私の場合は1年半で寛解しましたが、その年数は人によってそれぞれです。5年間うつ病が続いている人もいれば、最初からきっちり薬を飲んで、2週間後には会社に戻っていた人もいます。

寛解までの時間が短い人は、やはり症状が出た早いうちに医師に相談し、薬を飲んで治療しています。私自身も、もっと早く薬を飲んでいれば、重症化せずに済んだと思います。

がんなどほかの病気と同じで、うつ病も早期発見、早期治療が大事なのです。

また、医師とのコミュニケーションがスムーズにいっていないと、薬の調整がうまくいかなくなる場合もあり、それが原因でうつ病が長引くというケースもあります。

私のように薬を飲んでいないのに、「飲んでいます」とウソをつく患者もいますので、全面的に医師が悪いというわけではありませんが、コミュニケーションをとりやすい、信頼できる医師のもとで治療するのは、うつ病を早く改善するためには必要なことです。

さらには、仕事復帰の時期も自己判断せず、医師の判断を仰《あお》いでください。「治

うつ病の治療経過

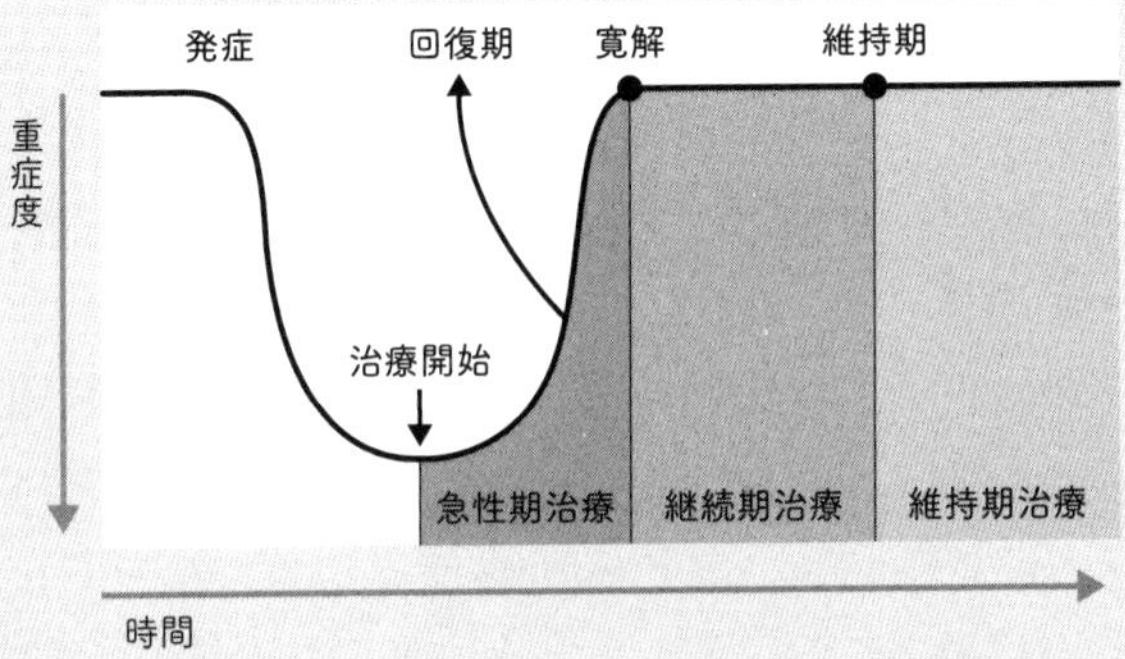

った」と思って以前と同じ職場に戻り、以前と同じ量の仕事をすると、またストレスを感じて再発しやすくなります。

私も寛解後、キャスターに復帰して、あちこちに取材に行って、月曜から金曜まで毎日テレビカメラの前に立つという生活に戻っていたら、やはりうつ病が再発していただろうなと思うのです。

以前とは違う無理しない働き方、生き方を模索することも、うつ病の再発防止には必要なことだと思います。

ちなみにうつ病の場合は、医学的には「完治」という表現は使いません。がんなどと同じく再発の可能性がある病気のときは「寛解」もしくは「克服」というような言い方をしますので、ご注意ください。

「死にたい」と考えるのは、うつ病の症状のひとつ

私はうつ病の症状が悪化するにしたがって、「死にたい」という言葉を口にするようになりました。これは、その思いを誰かに聞いてほしいとか、止めてほしいというわけではなく、もう自然と出てくるという感じでした。

「死んだほうがラクだ」「もうこれから一生よくならないんだ」「一生この地獄で過ごすんだ」と思うと、死にたくなるのです。

「苦しいうつから逃れるためには死ぬしかない」と思う半面、「でも手首を切ったり、怖い方法は絶対イヤだ」といったことをずっと考えていました。

医師に伝えると「よくあることなので心配しなくても大丈夫」「飛び降りないこ

とだけ約束してください」と言われました。このときには、実際に自殺を実行しようとする体力や気力は、すでになかったのですが。

自殺には、医学用語で『希死念慮』と『自殺企図《きと》』という言葉があります。

希死念慮とは、風邪を引いたときに勝手に咳《せき》が出るように、うつ病になると自然に「自殺したい」という思いが湧いてくるというものなのです。

一方で、自殺企図は、自殺に必要なものを実際に買うなど具体的に計画してしまうので、希死念慮に比べて、本当に自殺してしまう可能性が高くなります。うつ病が改善してきて、ちょっと元気になってきたという状態のときに自殺してしまう人がいますが、そういう人は心の症状が中心で、体が元気なので、実行に移してしまうのです。

自殺企図の場合は人に相談したりせず、こっそりと自殺を完遂《かんすい》させようと計画、準備をしてしまうので、周囲の人が自殺企図に気づき、自殺しないよう監視したり、入院させたりすることが必要になります。

私は先に体に症状が出ましたので、希死念慮が出てくる頃には、自殺できる場所に出かけたり、自殺するためのものを買いに行くような体力はありませんでした。もし私が、先に心に症状が出ていて、体力的には余裕があり、両親のいる徳島にも帰らず、東京でうつ病を悪化させていたとしたら、自殺していた可能性は高いと思います。

うつ病で脳の認知機能が低下していても、大学院で学んだ知識がどこかにあるうちに、「東京にひとりでいると死んでしまうかも」と思って、すぐに徳島に戻ったのは賢明な判断だったと、のちに医師から言われました。

職業柄、ものごとを客観視する習慣がついているので、心身が弱っていても、自分のことをどこか冷静に見ることができていたということもあります。

仕事や大学院で学んだ知識から、自殺を避ける方向に動けたことはよかったと思います。

自殺する人の3割がうつ病を患っている

うつ病は、余命を宣告される病気ではありません。きちんと治療をして寛解に向かえば、これから先、何年も、何十年も幸せに暮らしていくこともできるのです。

けれど、自殺者の3割がうつ病といわれていますので、年間2万人以上の日本の自殺者のうち、6000人以上の人がうつで自殺していることになります。

余命が宣告される病気といえば、がんが思い浮かびますが、うつ病も自殺の可能性があるという意味では、命と直結します。対応の仕方を間違えると、命を落としてしまうことになるので、がんに匹敵《ひってき》する重い病気であると考えてもいいのではないでしょうか。

うつ病という病気が自殺を引き起こすことを認識し、しっかり治療に取り組むことが大切です。

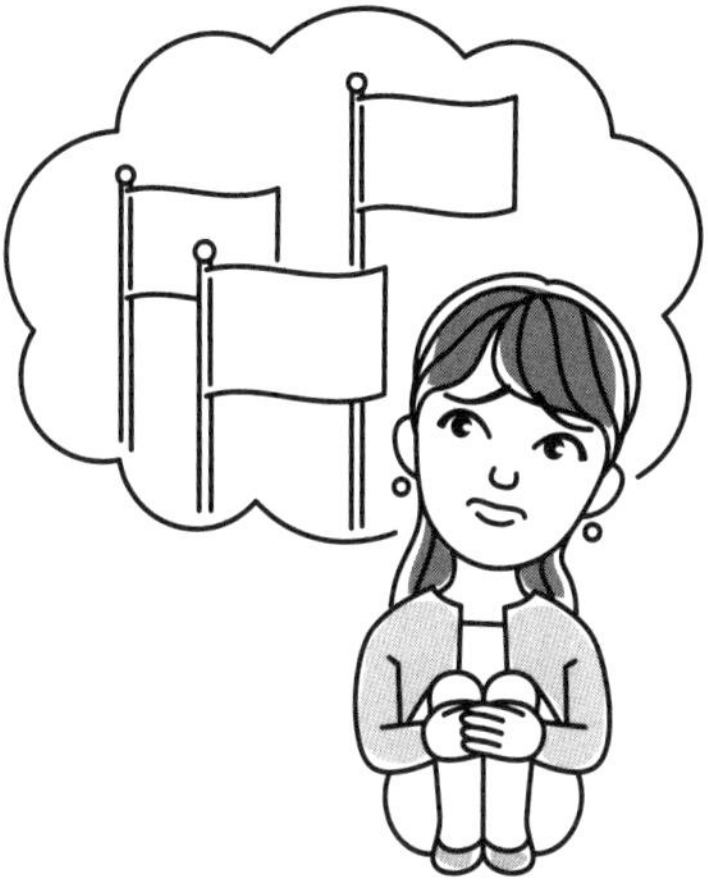

「うつフラグ」の見つけ方＆対応策

第三章

重症化する前にフラグに気づいて手を打とう

第一章では、私のうつ病がどのように進行していったのか、第二章では、うつ病とはどういう病気なのかをご説明しました。

うつ病は突然なるものではなく、それまでのさまざまなストレスが蓄積《ちくせき》されたことで発症します。そのため、うつ病になる前には、心や体に異変が必ず起きていたはずなのです。

それを「ちょっと疲れているだけ」「落ち込んでいるだけ」「仕事が忙しいから」「年だからしょうがない」と放置せず、早めに対処しておけば、うつ病を重症化させずに済みます。

そこで、私の経験から「こんな症状があれば要注意」という「うつフラグ」を立てました。皆さんがうつ病に気づく一助にしていただければと思います。また、フラグが立ったときにどう対処すれば、うつの悪化を防げたかも考えてみました。

いずれにしろ、できるだけ早い段階で手を打っていただければ、仕事や日常生活への復帰も早くできると思います。

フラグ❶

仕事が好きで頑張り屋である

漫画『うつヌケ　うつトンネルを抜けた人たち』（KADOKAWA）の著者、田《た》中《なか》圭一《けいいち》さんにお会いしたときにうかがったのですが、田中さんは仕事大好き人間で、仕事をどんどん引き受けてしまうタイプだったそうです。

じつは私自身も仕事第一主義で、指令があればどこにでも飛んでいき、ハードな現場でも音《ね》を上げることなく、取材をしてきました。忙しい中にも充実した日々で、仕事を頑張ってやることが好きだったのです。

一般的に仕事が好きで責任感が強く頑張れるタイプの人には、どこの職場でも仕事が集中しがちです。その人に頼めば間違いないので、いろいろなところから依頼が来るのです。でも、そんな人ほど知らぬ間に自分の能力を超えた量を引き受けてしまっていたり、疲労がたまっていることに気づかなかったりして、ストレスが蓄積し、うつ病を発症しやすくなります。もともと元気いっぱいで、やる気がある、そういった人がうつ病になるので、周囲もびっくりするのです。

私も1週間以上眠れず、まともに食事も摂っていない中、限界ギリギリの状態でニュースを読んでいましたが、周りで「丸岡がおかしい」と気づく人はいませんでした。倒れる直前まで、気力で頑張ってしまったのです。

弱音を吐けない人も要注意です。私もそうですが、「もうできません」と言いたくなくて、ちょっと無理してでも、寝る時間が少なくなっても、仕事を引き受けてしまっていました。

それでも、おおむね元気に仕事ができていればいいのですが、落ち込みやすくなったり、体の不調が長引いたりしたときは、「これ以上頑張ると危ない」と自覚しましょう。

今思えば、10の力があったとして、常に10の力を出し続けることなく、6〜7の力で仕事をしていても、状況は変わらなかったと思います。10の力いっぱいいっぱいで仕事している人は、余力が残っていないということです。気をつけてください。


対応策▼ふだんから相談したり、弱音を吐ける相手を見つけよう

信頼できる相談相手と話していると、「仕事はほどほどにしておきなさい」「仕事が多過ぎるから上司に相談して減らしてもらうべきでは」などと頑張り過ぎることにブレーキをかけてくれたりします。

また、誰かに弱音を吐くことで安心できて、うつ病に関連する脳内物質であるセロトニンが増えます。それが、うつ病の発症を防いでくれる場合もあります。

フラグ❷

湿疹やじんましんなど体の表面に異常が現れる

私は2週間にわたる東日本大震災の取材で、頭皮に異常な量の湿疹ができてしまいました。長期間にわたって入浴ができず、当然、洗髪することもできませんでしたし、粉じんが舞い散っていた現場だったので、「汚れがたまって湿疹ができたのかな」と思っていました。

東京に戻ってから受診した皮膚科でもそのように診断され、塗り薬をもらいましたが、薬を塗っても湿疹は消えません。結局、この湿疹はうつ病で入院するまで治らなかったのです。

専門医に処方された薬を使用してもなかなか治らない時点で、「湿疹の原因は外部要因ではなく、ストレスかもしれない」と気づくべきでした。

対応策▼皮膚疾患でストレスを自覚しよう

ストレスと皮膚には密接な関係があり、ストレスによって湿疹、吹出物《ふきでもの》、じんましん、帯状疱疹などのヘルペス、円形脱毛などがよく起こります。

この時点で「ストレスがたまっているんだな」と自覚できれば、休息を心がけたり、積極的にストレス解消になることを行ったりして、それ以上にストレスが増加するのを食い止められる可能性があります。

皮膚疾患がなかなか治らないときは、ストレスがたまっていないかどうか、疑ってみてください。

また、女性の場合は、生理不順がストレスと関係している場合がありますので、生理の変化にも気をつけてください。

フラグ❸

睡眠がいつもと違う状態になる

布団に入るとすぐに寝入ってしまい、どんな場所でも眠れるという寝つきのいい私が、うつ病の前段階で、生まれて初めて寝つきが悪いという状態に陥《おちい》りました。

そのときは、ちょうど、ロンドン取材から帰った後だったので、「時差ボケかも」と思っていたのです。それも3日程度でしたから、そう大変なこととは思いませんでした。けれど、それまでは海外からの帰国後に、多少時差ボケになったことはあっても、こんなふうに寝つきが悪くなったことはなかったのです。

これが私の睡眠障害の始まりで、その4カ月後には一睡もできないという日が続くことになります。

対応策▼かかりつけ医に相談しよう

うつ病の患者の8割以上に睡眠障害が起こります。私の場合は寝つきの悪さが顕著《けんちょ》に出ましたが、人によっては眠りが浅い、短時間で目が覚めてしまうなど、症状はそれぞれです。

通常、うつ病かそうでないかを判断する際は「DSM-V」（P81参照）を目安にするものなのですが、そこでは「2週間以上、症状が続く場合」とされています。しかし、ふだん睡眠に関してとくに問題がない人は、異常な状態が数日間でも続いた時点で「おかしいぞ」と思い、かかりつけ医に相談してみたほうがよいでしょう。

医師から睡眠導入剤を処方された場合は、その効果と副作用をきちんと理解して服用すれば、問題はありません。

うつ病は脳の病気なので、睡眠を取って脳を休めることは大切です。しっかり眠って疲れが取れれば、元の元気な状態に戻れる可能性があります。

フラグ④

胃や腸の不調が続き、薬も効かない

私はもともと腸の調子はいいほうで、便秘の経験はほとんどありません。たまに下痢をしても、薬を飲めばすぐ治っていました。

しかし、海上自衛隊の艦船に同乗し、東日本大震災で行方不明になった方を捜すという任務を取材させてもらってから、下痢が止まらなくなり、薬を飲んでも治らなくなったのです。海から引き揚げられたご遺体を目の当たりにし、厳しい規律の中、慣れない船の中で生活をする3泊4日の過酷な取材でした。それまで蓄積していた疲労に加え、かなり心身に負担がかかったのだと思います。

東京に戻ってから内科に行って、「下痢が続いてます」とだけ伝えましたが、当然ながら下痢止めを処方されるだけです。でも、腸の機能に問題がなく、ストレスからきている下痢の場合、一般的な下痢止めを飲んでも治りません。

私の場合は、この時点で、湿疹が治らない、食欲がない、寝つきが悪いといった症状もあったので、こういったほかの異変も医師に話すことで、「ストレスからくる病気」と診断してもらえたかもしれません。

対応策▼内科の薬が効かないときは心療内科の受診も視野に

最近はストレスが原因とされる『過敏性腸症候群《かびんせいちょうしょうこうぐん》』の診断をされる人も増えています。また、湿疹や下痢、不眠など症状が複数出ている場合、一見つながりがないようでも、医師にすべての症状を話しましょう。

対症療法の薬が効かないとわかった時点で、皮膚科や内科ではなく、心療内科の受診も視野に入れるべきでしょう。

かかりつけ医に心療内科を紹介してもらうこともできます。インターネットで調べて、信頼できそうな心療内科を探してもいいでしょう。

フラグ⑤

ストレスによる不調やうつ病の診断を周囲に隠す

東日本大震災から4カ月経った頃、職場では、体調に問題がないかをチェックするアンケート用紙が置かれていました。

震災取材では、『心的外傷後ストレス障害（PTSD）』を起こすこともあるので、会社としても、報道に関わったスタッフの状況を把握しておきたかったのだと思います。

しかし、私は自覚できる不調をたくさん抱えていたにもかかわらず、アンケートは提出しませんでした。

報道の現場において、震災が起きてからはみんなが同じように忙しかったのです。そんな中でアンケートを提出し、体調不良を訴えることで、「丸岡は弱い奴だ」と思われたくはありませんでした。

今思えば、このとき体調不良を上司に相談し、仕事を減らしてもらうといったことができていれば、その後のうつ病の悪化を防げたのではないかと思います。

私のように、具合が悪いことを会社に黙って、仕事を続ける人はたくさんいます。とくに男性は、「うつ病で会社を休むと出世に関わる」と思っている方も多いでしょう。

以前お会いした方で、過去にうつ病を患っていた教員の方は「保護者にうつ病だったことが知られたら大変」とおっしゃっていました。寛解して職場復帰をしても、とくに教育に携《たずさ》わるお仕事柄、そういった既往歴《きおうれき》に対しても敏感にならざるを得なかったのかもしれません。

病気のことを家族にすら言えない人もいて、会社を休んでいるのに、会社に行っているフリをしているというケースもうかがいました。

骨を折ったから、風邪をひいたから、とは言えるのに、なぜ心の不調になると恥ずかしく思うのか、心の不調も助けを求めていいという考えができなかった自分を反省しています。

対応策▼重症化する前に会社に相談しよう

うつ病が軽症ならば、少し休めば元の仕事に戻れる可能性が高くなります。しかし、重症化すると、休む期間も長くなってしまいます。

会社に隠していて重症化する前に、早めに会社に病状の相談をしましょう。病名を隠しているうちは苦しいですが、自分の経験から言うと、「うつ病です」と周りに告白してしまえばラクになれます。

また、うつ病が寛解していないのに、以前と同じように仕事をすると、再発してしまう可能性が高くなります。会社によっては、うつ病後、段階的に復帰できる職場復帰支援プログラムを設けているところもあるので、制度があるなら活用したほうがいいでしょう。

フラグ❻

「眠り過ぎ」もうつ病の初期症状

4月下旬に一度寝つきが悪くなり、7月上旬頃には眠りが浅くなりもしましたが、8月に入ると今度は、休みの日は一日中寝ているという状態になりました。

しかも、寝ても寝ても疲れが取れません。

振り返ると、ここまでくると、疲れ切っていて、数日の休みでは回復は無理な状態でした。このときすでに、2～3週間の休暇が必要だったと思います。

この時点で病院に行き、『適応障害』や『うつ病』と診断され、会社を休んで治療していれば、もっと早期に回復した可能性はあります。

ここでしっかり治すことができていたら、今も変わらず、番組キャスターを続けていたかもしれません。

対応策▼過眠でもうつ病を疑おう

うつ病では不眠を訴える人が多いですが、過眠になるケースもあります。76ページでも述べたように、うつ病は脳の病気ですから、しっかり睡眠を取って脳を休ませるのは、本来は大切なことです。

しかし、眠り過ぎるというのも、うつ病を悪化させる原因になります。眠り過ぎると、脳の働きが鈍《にぶ》り、生活のリズムが崩れ、自律神経が乱れてしまうからです。そして、仕事や家事、遊びにも行きたくなくなるなど、どんどん気分が低下していき、うつ状態が悪化してしまうのです。

不眠だけでなく、過眠になっている場合も、うつ病を疑ってみてください。

フラグ❼

夏バテが長く続いたらうつ病を疑うべき

夏に食欲がない、だるい、寝つけないといった症状が出ると、「夏バテかな」と考える人も多いでしょう。私もそうでした。

ひと口に「夏バテ」と言いますが、これは自律神経のバランスが崩れることによって起こる諸症状です。真夏にもかかわらず寒くて震えるというのも、自律神経が乱れていたせいだったのでしょう。

このように、不調が出た各器官に問題があって症状が現れるわけではないので、その意味でも、夏バテはうつ病によって起きる身体症状とよく似ています。

ただ、私の場合は、夏になる前から症状が続いていて、下痢はひどくなる一方でした。それでも「夏バテ」だと思い込んで、自分の不調とちゃんと向き合っていなかったのです。

対応策▼心身の不調を夏バテでごまかさない

夏バテの症状はうつ病と似ています。

でも、夏バテの場合、エアコンの温度を調節したり、栄養のある食事を摂ったり、休養したりといったことで症状は改善しますし、何よりも暑い夏が終われば元気になります。

こういった夏バテ対策を行っても症状が改善しない、涼しくなっても不調が続いているときは、「夏バテではないかも」と考えてみてください。

夏バテの症状はうつの症状と重なる部分も多く、自己判断は危険です。どういうふうに具合が悪いか、いつ頃から続いているのかを医師に相談してみましょう。

フラグ⑧

眠れない日が続いたら、薬に頼ってみる

東日本大震災から5カ月後、とうとう私は一睡もできない日が続くようになり、内科で「自律神経失調症かも」と診断されました。

自律神経失調症は、ストレスなどが原因で、自律神経のバランスが崩れることによってさまざまな症状が現れます（P88参照）。

私の場合は、交感神経がずっとビンビンで緊張状態が続いていたため、仕事でミスをすることもなく、気持ちの落ち込みもありませんでした。そのため、うつ病だとわかりづらかったのだと思います。

医師からは睡眠導入剤を処方されましたが、「飲んだら起きられなくなり、仕事に行けなくなるのでは」と不安で、飲むことができず、結局、眠れないままでした。

私が処方された睡眠導入剤は作用する時間も短いものでしたが、薬嫌いで薬に偏

見があった私には拒否感が強かったのです。もし、医師に不安や疑問をぶつけ、そこで納得できていたら飲めたかもしれません。

また、一睡もできない日が続くというのは尋常《じんじょう》ではないので、ここまできたら、内科ではなく、心療内科を受診すべきでした。

対応策▼薬への疑問はきちんと医師に確認する

睡眠導入剤にはたくさん種類があり、作用時間の短いものであれば、翌朝起きられなくなるということはありません。知識がないまま自己判断で「飲まない」と決めるのは、一番よくないことです。

薬に対する疑問や不安があれば医師に逐一《ちくいち》、確認しましょう。

また、薬局で薬をもらうときに、副作用の有無を薬剤師に質問してみても、丁寧《ていねい》に教えてもらえます。

フラグ❾

認知機能が低下する

「もうこれ以上、仕事ができない」と自覚したときには、認知能力がかなり落ちていると思われます。私は頭が働かず、「ニュースの原稿が読めないかもしれない」という不安にかられ、簡単な漢字にもルビをふってしまったほどです。ここまでくると限界なので、上司に相談して、休暇を取るしかありませんでした。

今思えば、気持ちが沈んだり、やる気がうせたりということがあれば、周囲もおかしいと思ったのでしょうが、私は気持ちだけはとても強くて、体がボロボロでも気力で乗り切ってしまっていたのです。

『大うつ病』の場合、90％を超える人たちが集中力、思考力、判断力が低下するそうです。ですから、忘れっぽくなったり、慣れているはずの作業が手際よくできなくなったりすることもあるそうです。

対応策▼すぐに休暇を取り、精神科もしくは心療内科を受診

ここまで来ると、休まざるを得ない状況になっているので、休暇を取って、精神科もしくは心療内科を受診するしかありません。

会社に休暇を申請し、必要があれば、医師の診断書を提出しましょう。うつ病になると脳の機能が低下するため、自分では病状を理解したり、薬の判断ができなくなっている可能性もあります。

また、突発的に自殺してしまうようなことがあってはいけないので、この時期は、家族や恋人、友人など信頼できる人に付き添ってもらうほうがよいでしょう。

ちなみに、症状として不眠や不安が強い人は精神科を、ストレスなど精神的なことが原因で体に不調が出ている場合は心療内科を受診しましょう。

フラグ⑩

精神疾患の薬への偏見がある

私は、初めて精神科を受診したときは『適応障害』と診断され、精神安定剤を処方されました。しかし、精神疾患の薬を飲むと「人格が変わるのでは」と恐怖を感じていたので、薬を飲まず、休養と認知行動療法（Ｐ１００参照）で治そうと思っていたのです。

うつ病の程度と原因によっては休養だけで治る場合もあるのですが、私はすでにそのレベルではありませんでした。そもそも眠れていないので、休養もできてはいませんでした。

医師には「薬は飲んでいます」とウソを言っていたので、「なぜよくならないのだろう」と疑問に思っていたそうです。

薬を飲まないので治るはずもなく、今度は、うつ病と診断され、抗うつ薬を処方されました。それでも薬を飲まず、さらに重度のうつ病になってしまったのです。薬をちゃんと飲んでいれば、もっと早く快方へ向かっていたと思います。

対応策▼うつ病は脳の病気なので薬が有効

うつ病は脳の病気なので、軽度の適応障害・うつ病でない限り、休養や認知行動療法では治らず、薬での治療が有効です。

精神安定剤・抗うつ薬を飲んで、人格が変わることはないので、薬の効果と副作用をしっかり確認したうえで、医師の指示どおりに継続的に服用していきましょう。

また、認知行動療法は、軽度の適応障害・うつ病には効果がある場合もありますが、専門家の指導のもとでやるものです。患者が自己流で行うのは危険ですので、もし行ってみたい場合は担当の医師に相談してみてください。

フラグ⑪

「死んだらラクになる」「もう死にたい」と思い始める

うつ病がひどくなると、「死にたい」と思うようになり、「どうせこの先よくなることなんかないんだ」というネガティブ思考にとりつかれました。この段階で医師からは入院をすすめられましたが、「精神科の病室は、鉄格子がはめられた部屋で自由がない」といった間違ったイメージを持っていて、入院を拒みました。

また、「丸岡いずみが精神科に入院」と報道されるのも怖かったのです。

しかし、ここまで進むと、自分では正しい判断はできませんし、もっとひどくなると本当に自殺してしまうこともあります。私の場合は、「母がヒ素を盛っているのではないか」という被害妄想も起こりました。

何よりも命が大事なので、外聞は捨てて、医師の言うとおり入院・投薬治療をすべきでした。

対応策▼「死にたい」と医師に伝える

うつ病にかかると多くの人が「死にたい」という思いや被害妄想にとらわれますが、これは病気になって今のつらい状態から逃げたい、ラクになりたいという思いから、風邪をひいたときの咳のように自然に出てきてしまう感情です。ですから慌てずに、まずは医師に「死にたい」と思ってしまうことを伝えましょう。

「病気が言わせていることだから大丈夫」という医師の言葉に安心できますし、自殺企図をしてしまいそうな危険な場合は入院をすすめられることもあります。

入院すれば自殺はできませんし、医師の管理のもとで薬をちゃんと飲むことになりますから、回復が早くなる可能性もあります。

フラグ⑫

薬が効いて快方へ向かう

私はうつ病がどんどん悪化し、過換気症候群を起こして、強制入院となり、その結果、処方どおり薬を飲んで、２週間で症状が快方に向かいました。

やっと自己認識ができるようになり、本来の私に戻って、薬の大切さを思い知りました。

治っていく過程では、ちゃんと眠れるようになり、食欲も湧いてきて、散歩などにも積極的な気持ちになれました。

入院前は認知機能が低下していて漢字を読むこともできませんでしたが、本や新聞もちゃんと読めるようになり、退院後は、心のおもむくままマイペースで療養生活を続けました。

その後も薬を飲み続け、１年半後、うつ病を寛解させることができたのです。

対応策▼医師の指示にしたがって薬を飲む

ちょっとよくなったからといって、自分の判断で薬を止めたり、仕事を再開するのはご法度《はっと》。快方しているかどうかの判断は医師が行うものです。

また、入院中、両親は医師から「刺激になるので見舞《みま》いには毎日来ないほうがいい」と言われて、1日おきに来てくれていました。お見舞いがあることによって、「早くよくならなきゃ」と思う人もいて、焦るのがうつ病にはよくないからだそうです。

うつ病の回復期には、調子のいいときと悪いときの波が繰り返し訪れます。誰もが経験することなので、寛解するまでは無理をせずに過ごしましょう。

私は起きる時間や寝る時間をとくに決めず、でも昼夜は逆転しないようにして、8～9時間は眠っていました。

うつ病の発症から寛解までの道のり

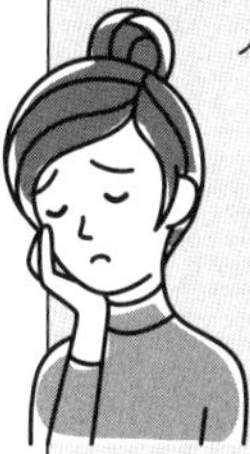

脳内の伝達物質である、
セロトニン（安心感、幸福な気持ち、リラックス）、
ノルアドレナリン（喜び、興奮、達成感）が、
ストレスにより減少。

⇓

生活に支障をきたすほど足りなくなる。

⇓

伝達物質を増やすために薬を飲む。
薬は心に効くのではなく直接、脳に効く。
最初は薬の力を借りて伝達物質を増やし、
症状がよくなれば薬以外で増やすようにする。

⇓

伝達物質を増やすために、幸福な気持ちになることや、
喜び、達成感を味わえる行動を増やす。
「信頼の置ける人に弱音を吐く」「自然と触れ合う」
といったことも重要。

⇓

安心感、リラックス、喜びを感じる。

⇓

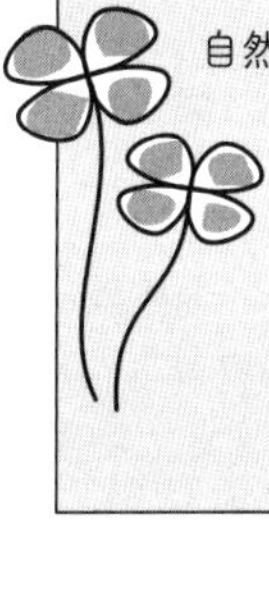

自然にセロトニンやノルアドレナリンが増える。

⇓

薬に頼らなくてOKになる。

⇓

うつ病から寛解する。

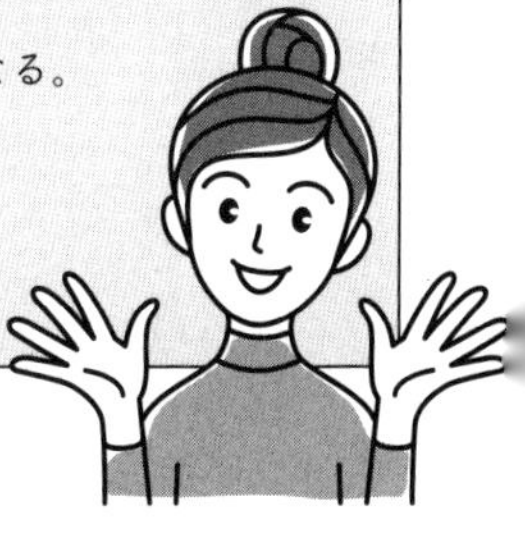

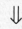

コラム②

友人や知人がうつ病になったときの声のかけ方

私が長期休暇を取ってテレビから姿を消し、週刊誌で「うつ」と報道されたとき、たくさんの友人・知人から心配のメールをいただきました。

しかし、うつ病のときは、メールを返信する気力もなく、何かを促されるようなことをされるのはつらいものです。

中には「すごく心配しているから、今すぐ連絡をください」といったメールもありました。心配してくださったのはとてもありがたいことですが、「今すぐ連絡」が欲しいというのはその方の都合です。ご自身がホッとしたい、もしくは事実をいち早く知りたいために連絡をされているとも思えます。

また、「週刊誌に載っているけど本当？」というメールもありましたが、これも、本当かウソかを知りたいのはご本人で、本当に私を心配してくれているようには思えませんでした。

気にかけてくださったことには感謝しますが、そういった声がけには、正直すごく煩わしさを感じてしまい、返信できませんでした。

よく「うつ病の人に『頑張って』と言ってはダメだ」という話を聞きますが、心のこもった、温かい「頑張ってね」なら、私はイヤな言葉だとは思いませんでした。

「うつ病になった人にどんな言葉をかけたらいいかわからない」という人も多いと思いますが、「励ましの言葉が欲しい」と思っているわけではないので、他の病気と同じように、「大変ですね」「お大事にしてください」くらいの連絡がちょうどよいのではないかと思います。

私がうつをこじらせた&救われた9つの理由

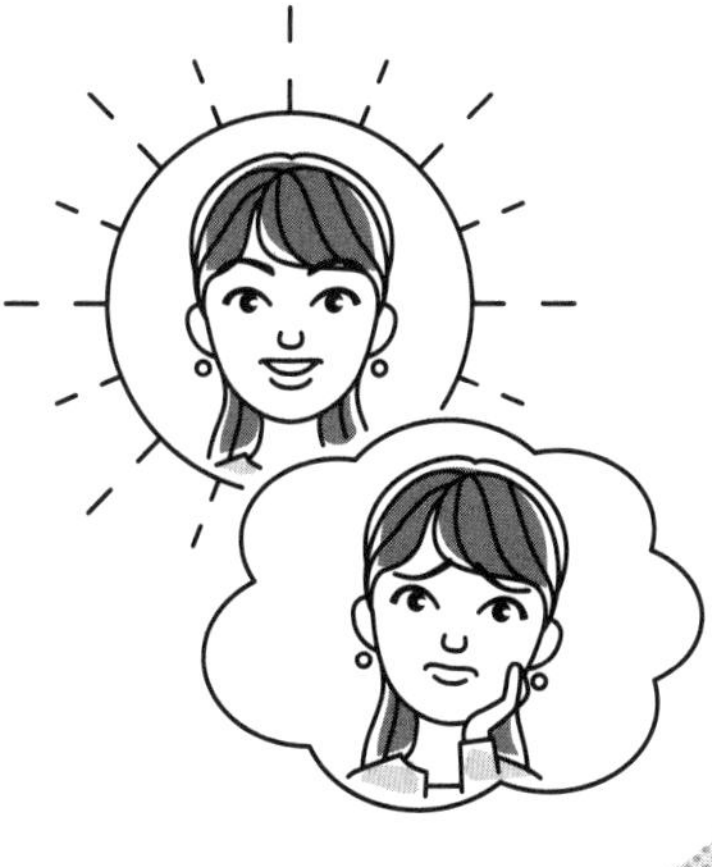

第四章

うつ病はその人やその状況、知識の差でよくも悪くもなる

第三章では、皆さんがうつ病であることに気づきやすいようフラグを立てましたが、私のうつ病が重症化したのには、私ならではのこじらせ方もありました。今思えば、私のこれまでの生き方や考え方が、うつ病を悪化させていた面もあったのです。

また、「ニュースキャスターの丸岡いずみ」像に、自分でしばられている部分もありました。

それでも両親や周りの人の対応に救われ、順調に快方に向かうことができました。

これらは私特有のうつをこじらせた&救われた理由ですが、皆さんにも思い当たる節《ふし》があるかもしれませんので、ご紹介しておきます。

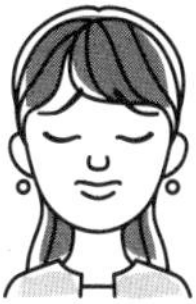

こじらせた原因

①仕事大好き人間だった

私はやりたい仕事に就《つ》いていたので、どれだけ忙しい日々であろうと、苦になりませんでした。

さらに、うつになる人は「嫌いな仕事を無理矢理やっているのだろう」「上司や同僚と合わないのだろう」という偏見も持っていました。

私は上司にも恵まれ、会社の人たちのことも好きでしたし、人間関係も良好でした。週刊誌やスポーツ紙で、社内いじめが原因かのような記事が書かれたこともありましたが、すべてまったくの作り話です。

人間関係でストレスがあったわけではなく、会社の健康診断で引っかかったこともないくらいの健康優良児だったので、「少々突っ走っても壊れない」という自信がありました。

そのため、どれだけ体調が悪くても仕事に穴をあけることはなく頑張り続け、倒れる寸前でやっとギブアップしたという感じでした。

うすうす「私はうつ病ではないか」と気づいていても、「うつ病＝負け犬」といった思い込みがあり、受け入れられずに頑張ってしまっていたところもあると思います。

精神科を受診した際、医師から「過酷な取材のときほど、脳内のアドレナリンが出ないと、気力やモチベーションが保てない」と説明されました。被災地に2週間いて、常に神経を張り巡らせてという状態を続け、アドレナリンを出しっぱなしにしていれば脳もおかしくなるそうで、今となってはとても腑《ふ》に落ちる話です。

②薬が大嫌いだった

私はもともと薬を飲むのが苦手でした。

胃カメラを飲むときも、鎮静剤を打つ人が多いと思いますが、私は鎮静剤が怖くて、断っていました。鎮静剤を打って意識が朦朧《もうろう》とするのは、とても体に悪いことのように思っていたのです。

歯科での麻酔も本当はイヤですが、さすがに麻酔がないと治療は無理なので、渋々《しぶしぶ》ながらお願いしています。麻酔でなんの感覚もなくなって、しびれたりするのは、やはり恐ろしいのですが仕方ありません。

風邪薬や下痢の薬を飲んだりすることはできるのですが、これまでの人生で頭が痛くなったことがなく、頭痛薬は飲んだことがありませんでした。

ですから、睡眠導入剤や精神安定剤、抗うつ薬を、すんなり飲むということがどうしてもできず、どんどんうつ病を悪化させてしまったのです。

薬に関して、医師から科学的な説明があれば、飲もうと努力できたかもしれません。でも「気持ちが落ち着くお薬を出します」とか「ちょっと眠れるお薬を出します」と言われると、余計に不安になるのです。もちろんそういった説明のほうが安心できるという人もいるでしょうが、私はその薬が体内でどのように作用して、どのように症状が緩和《かんわ》されていくのかというメカニズムが科学的にわからないとダメなタイプなのです。

私と同じように「薬を飲みたくない」「精神疾患の薬は怖い」という患者さんはたくさんいると思います。「うつは心の病気」という間違った認識が広がっているために「心の病気は薬では治らない」と思ってしまう方も多いかもしれません。

しかし、うつ病が悪化してくると、薬への詳しい説明があったとしても、それを理解する認知機能がなくなってしまいます。早いうちに薬への誤解を解いておかないと、私のように、強制的に飲まされるまで薬を飲まないという状況になってしまうでしょう。

③治らないとどんどん強い薬を処方されると誤解していた

うつ病が回復してから、講演会をはじめ、精神科医の学会などにもお招きいただく機会が増え、主治医以外にも多くの精神科医の方と交流を持たせていただいています。

その中でまたひとつ、薬への大きな誤解が解けました。抗うつ薬や精神安定剤（抗不安薬）、睡眠薬に「強い」「弱い」という概念《がいねん》は医学的にはない！　という事実です。

第二章の薬の説明部分でも触れましたが、患者さんは薬の効き目が感じられない場合「もっと強い睡眠薬をください！」などと医師に訴《うった》える場合がありますが、医師は心の中では「そういうものじゃないんだけどな」と思ってしまうそうです。

抗うつ薬については、どの脳内伝達物質（セロトニンなど）に作用するかで薬の種類が決められているので、効き目を感じられなければ、違う脳内伝達物質に作用する薬にチェンジして様子を見ることになります。

抗不安薬は主に作用時間で分けられているので、たとえば、飛行機に乗っている間だけの強い不安を和らげたいという人などは、作用の短い抗不安薬を処方してもらうことになります。

同じく、睡眠薬も主に作用時間で分けられているので寝つきが悪い人にはAタイプの薬、途中で目が覚めてしまう人にはBタイプ、という具合に効き目が強い、弱いではなく、あくまでもその人の症状に合わせた薬が処方されるのです。

ですので、ありがちな「薬が効かなくて強い薬に変えられた」などという表現はトンチンカンな患者の思い込みということになります。

自分の症状を医師に具体的に伝えることがとても大事であることがこのことからもわかると思います。

④キャスターとしてのプライドがあった

どの医師も、だいたいは私のことをテレビで見て知っています。初めて会う人なのに、自分のバックボーンを知られているというのは、内科と違って、精神科ではとてもストレスでした。

どんなに素晴らしい医師でも「丸岡いずみってきっとこういう人だよね」というところから見るのだろうなと、警戒してしまっていたのです。

また、私は薬ではなく、認知行動療法で治そうとしていましたが、それを医師に伝えると、先生の癇に障るんじゃないかと思っていました。

キャスターの丸岡いずみとして変な印象を与えたくないというプライドがありましたし、精神疾患についてある程度知っていて、治療方針にまで口を出すややこしい患者だと思われるのがイヤだという思いもありました。

ですから、医師に相談することなく、薬を飲まず、自分で認知行動療法を試そうとしたのです。

私のように世間に顔を知られている場合、うつ病と向き合うためにはプライドを手放すという作業も必要になってくる。これは意外と大きな壁でした。

また、週刊誌の記者に追いかけ回されていたことも、闘病中の大きなストレスになりました。精神科への入院を拒んだのも、「週刊誌に写真を撮られたら困る」というのが理由のひとつです。

「ニュースキャスターの丸岡いずみである」というプライドは、強制入院となるまで消えず、医師に素直に自分の気持ちを話すことができなくて、うつを悪化させることになりました。

入院後、うつが快方に向かいだしてやっと、そんなプライドよりも、周りの人の支えに感謝することのほうがずっと大切だと気づいたのです。

⑤大学院で認知行動療法を学んでいた

私は早稲田大学の大学院で心理学を学んでいましたが、ここで、軽度のうつ病などに効果がある認知行動療法（Ｐ１００参照）の基礎知識を身につけました。

そのため、もともと薬が大嫌いだったこともあり、うつ病を認知行動療法で治そうとしてしまいました。

繰り返しますが、認知行動療法は私のような重度のうつ病患者には効果がありませんし、ましてや医師の指導のもとでなく、自分でやるというのは危険なことです。

また、大学院でうつ病のことを学び、仕事でうつ病患者を取材したこともありましたが、自分がうつ病の当事者になってみると、いかにうつ病についてわかっていなかったかを痛感しました。

知識はあっても、私は医師ではないので、医師の治療法にしたがうべきだったと思います。

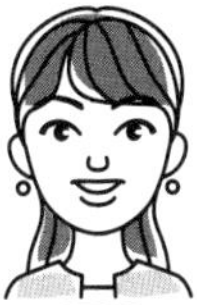

救われたこと

①大学院でうつ病の『希死念慮』について学んでいた

大学院で学んだ認知行動療法が裏目に出てしまった一方で、学んだことが役立った面もあります。

うつ病には「死にたい」という気持ちが起こる希死念慮がつきものだということを知っていたので、会社を休職後、ひとりで東京にいて自殺しないよう、すぐに徳島の両親のもとに向かいました。

実際、徳島に戻ってから、「死にたい」という気持ちが出てきましたが、体が疲れ果てていて、行動を起こす体力も気力もありませんでした。

飛び降りるにも、高い建物がたくさんある東京にいたら自殺していたかも……と思うとゾッとします。

②両親の対応が冷静だった

私の父は産業カウンセラーの資格を取ろうとしていたこともあり、精神疾患の知識がある人でした。そのため、私が家でうずくまっていても、両親は過剰な心配をせず、私から何か聞き出そうともせず、終始、冷静な態度で見守ってくれたのです。これには本当に救われました。

医師に「死にたくなっているんです」と言っても、隣で聞いている両親は取り乱したりせず、私を責めたりもしませんでした。冷静に「自殺するほどの元気は残っていないはず」と判断して、見守ってくれたのです。

あのとき、「自殺なんてしちゃダメだ」と言われたり、「どんな思いをして育てたと思ってるの」と責められたり、「あなたがいなくなったら生きていけない」と泣かれたりしたら、「迷惑をかけているんだ」と思い、希死念慮が強くなったかもしれません。

もちろん内心はとても心配していたと思いますが、私の言うことを否定せず、「死にたいくらいつらいんだね」と共感してくれ、どーんと構えてくれていたことに安心できました。

③夫がうつ病について勉強してくれた

夫と知り合ったときにはすでにうつ病の症状が出始めており、東京で2回デートをした後は徳島で闘病生活に入ったため、会えなくなってしまいました。

いろいろな人から心配の連絡が来る中、返事ができないことが多かったのですが、夫からのメールは心から私を心配していることと、彼の温かさが伝わってきて、とても励みになりました。

私の病状が悪化してからは、メールを読むことすらできなくなり、連絡が途絶《とだ》えてしまいましたが、元気になってからメールを見ると「返信できないほど苦しいのはわかっているから、返事を送らなきゃと思わないでね」と書かれていて、「ずっと味方でいてくれたんだ」とうれしくて涙が出ました。

彼はうつ病の本をたくさん読んで勉強し、私の負担にならないように連絡を続けてくれていたのです。

深刻にならず、普通に接してくれたことにも気持ちがほぐれました。

うつ病になっていなかったら、夫の懐の深さに気づいていなかったかもしれませんし、結婚もしていなかったかもしれません。

④うつ病での休養に理解ある会社だった

うつ病で休養中、会社から復帰をせかされたことはまったくありませんでしたし、マスコミにも何も言わず、私の病状を見守ってくれていました。

快方に向かってからは、上司がわざわざ徳島へ来てくださり、復帰後のプランを提示してくれました。私の状態を考えて、「キャスターに戻らなくてもいい」と言ってくれ、負担が少ない事務系の部署へ異動することも提案してくれました。

結局、退職することになりましたが、うつ病への理解があり、復帰プランまで考えてくれていたことに感謝しています。

第五章

頑張らなくても生きていける

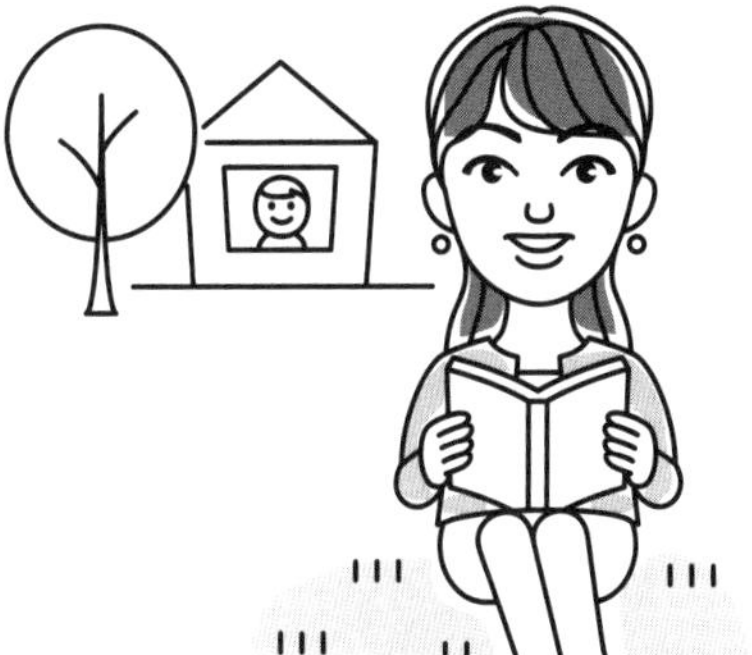

自分の宝が仕事から家族へとシフトした

私はうつ病を患ったことで、仕事を長期で休み、会社を辞めることになりました。

しかし、人生という長い旅路の中でこの経験をとらえたとき、苦しかったけれど、宝の山があったのだということが今となればわかります。

早稲田大学大学院の私の恩師の言葉で覚えているのが、「ぶち当たった壁の中にこそ宝の山がある」というものでした。

私のうつ病にたとえると、病気の最中は前に進めないし、戻れないし、社会的な地位もなくして、まさに壁にぶち当たっている状態でした。

それまで私は「人生=仕事」だと、なんの疑問も抱かずに20年間走っていて、それで幸せだと思っていました。

でも、うつ病という壁にぶち当たり、人生の大事なものがガラリと変わりました。

「自分が本当に大事にしたいのは家族なんだ」と気づき、結婚もして、私は宝を見つけたのです。

うつで苦しんでいる人は、そこに宝があるだなんてとても思えないことでしょう。でも、必ず抜けられる日がきて、そこには人生の学びがあったと実感できるはずです。

何者でもない私を支えてくれる人たちへの感謝

私は、うつ病になるまでは「一生、結婚はしないだろう」と思っていました。結婚の何がいいのかわからなかったのです。

やりたい仕事をやらせてもらい、経済的にも安定している中で、「子どもが生まれたら仕事をセーブすることになる。それはイヤだ」と思っていたので、結婚に意識が向かなかったのです。

「自分が主役の人生。それはやっぱり仕事」「この人生が絶対楽しい」と考えが凝《こ》り固まっていました。

女子会でみんなが「結婚したい」と言っていても、「なんでそんなふうに結婚、結婚って言うんだろう?」「仕事が充実してないから、逃げているんじゃない?」などと考えてしまっていたのです。

それが、うつ病になったことで、家族の大切さや支えてくれた人へのありがたさを強く感じるようになり、初めて「結婚して家庭を作りたい」と心から思えるようになりました。

うつ病でどん底の状態のときは、もう一生キャスターもやらないしテレビにも出ない、うつ病も治らないだろうと思いつめていました。価値がなくなった私からみんな離れていくに違いないと思っていたのに、そんな私を支えてくれる人がいることに心を打たれました。

「両親はテレビで活躍している娘が好きだったに違いない」「欠落した私が家に帰ってきて、何カ月もいたらお荷物だろう」と勝手に思い込んでいましたが、そんなことは全然ありませんでした。

「自慢できる娘じゃないと、イヤなんじゃないの？」と思っていたのですが、母は「やりたいことをやればいいけれど、有名になってほしいとか、大きなことは望んだことはなかったよ」と言っていて、私がひとりで勝手に「親が期待している自慢の娘のイメージ」を作りあげていただけだったのです。

両親の深い愛情に支えられて、私は回復することができました。

友人たちも、「何者でもない私」にとてもよくしてくれました。

取材で深く付き合っていた人が私のことを心配してくれて、「東京に戻ってくるんだったらうちから通ったらいい」と言ってくれたこともありがたかったです。

夫となる有村も、忙しい中、東京から飛行機で徳島へやってきて、その日の夜行バスで帰るということを繰り返してくれていました。徳島から羽田へ行く最終便は、けっこう早い時間なのです。彼は、少しでも一緒にいられる時間をと、翌日の仕事に間に合わせるための最終交通機関である長距離バスを利用してくれていたのです。彼自身も疲れる日々だったと思いますが、私のことを思いやってくれているのがよくわかり、「この人と一緒になりたい」と迷うことなく決意できました。

仕事を休職してちょうど1年後の2012年8月に結婚し、会社を辞めて主婦になり、マイペースに仕事をしています。

うつ病は、本当に大切にしなければいけないものはなんなのか、自分の人生観を考え直すきっかけになった貴重な経験です。

今、苦しみの最中にいる人も、いつか必ず抜けられる日が来て、もがき苦しんだからこそつかみ取れた人との縁と輝く時間があることを、必ず実感できると信じてほしいです。

ただ単純に本を楽しめるという幸せ

うつ病が寛解してから、「これからどういう方向へ進んでいきたいですか?」とよく聞かれるのですが、うつを経験したからこそ、「こういう方向で進んでいきたい」とか、「こういうふうにしなくちゃいけない」というのが、全部取り払われたという感じなのです。

それまでは、ゲームをクリアするように仕事をしていて、オセロゲームで角を取るような生き方をしていました。「ここを裏返したらいけるはず」というように戦略を決めて、うまくいくとそれがおもしろく感じられ、常に新たなゲームに挑んでは、そのたびにゲームクリア、ゲームクリアといった感覚でした。

うつになった後では、「なんであんなにゲームにはまっていたんだろう」という気持ちです。

以前は読む本も、実用書が大好きで、たくさん読み漁《あさ》っていました。

たとえば「イエスと言わない相手をイエスと言わせるには」というようなビジネスメソッドが書いてあるものが中心です。そういった本を読んで積み重ねた知識やメソッドを仕事で使い、うまくいって評価されるとまた次の仕事へ……というゲームを続けていました。

興味のあるなしにかかわらず、「知識として入れとかなきゃ」「インプットしなきゃ」という感じで本を読んでいたわけで、職業柄、こうしてインプットしたものを出すときも、「人にすごいと思われなくちゃ！」という意識がどこかにありました。

でも、今はそんな実用書は、あまり手にしなくなりました。

最近は、昔の私だったら絶対考えられない「ただひたすらおもしろい本」を読むようになっています。

たとえば『もし文豪たちがカップ焼きそばの作り方を書いたら』（神田桂一、菊池良著／宝島社）もその一冊です。文学好きの私にはとてもおもしろい本ですが、知識やメソッドを得るという意味では、はっきり言ってなんの役にも立ちません。

でも、今の私には、こういう本が一番しっくりくるのです。

仕事に役立つとか、周りにどう思われるか、といったことを一切気にせず、自分が心からおもしろいと思える本を読めるようになった幸せを噛《か》みしめています。

うつ病の後、カウンセラー資格を取得

私はうつ病後、会社を退職してから、メンタルヘルスカウンセラーの資格を取得しました。

もともと北海道文化放送にいたときに、不登校や引きこもりの取材をずっとしていて、その番組でＦＮＳアナウンス大賞をいただきました。

日本テレビに入社してからは、警視庁担当になり、たくさんの少年犯罪も扱いま

した。

それが縁で、精神科医など専門家の方と知り合う機会が増え、子どもの心理にも興味があって、取材をするうえでも専門的に心理学を学びたいという思いが強くなりました。

そこで、社内のキャリアアップ制度に応募し、早稲田大学大学院に入学して、本格的に勉強をさせていただいていたのです。

このときに学んだ心理学の知識と、その後にメンタルヘルスカウンセラーの資格を取ったことで、私がうつ病について話すときの裏付けができるのは大きいと考えています。

ただし、「誰かの相談にのって、治してあげよう」といったおこがましい考えはありません。もともと報道記者だったこともあり、なんにでも科学的な裏付けを持っていたいタイプなのです。

うつ病は自分が体験してきたことではありますが、それはあくまでも私ひとりの経験。裏付けなくなんとなく伝えるというのがあまり好きではなかったので、講演や執筆活動などを行う際、カウンセラーの立場からも発言できるようになって、少し安心しています。

すべてひっくるめて愛おしい私の人生

うつ病になって会社を辞めた私ですが、がむしゃらに働いてきたことに後悔はありません。本当に多くの取材をさせていただき、なにものにも代え難い経験だったと思います。

未曽有《みぞう》の東日本大震災がなければ、今も結婚せず、ずっと働いていたことでしょう。

それが、震災取材の疲労とストレスでうつ病を発症し、今の人生になったことは、「致し方がない」という気持ちです。

どっちの人生がいい、悪いというのではありません。

私は走り続けた結果、脳の伝達物質が足りなくなってうつ病になりましたが、うつ病になっていなかったら、違う病気になった可能性もあります。

免疫力が弱ければがんに、心臓が弱ければ心不全に、血液の流れが悪ければ脳梗《のうこう》塞《そく》に……といった具合に、現れ方はいくらでもあります。

また、私の場合は週刊誌に「丸岡いずみはうつ病」と書かれてしまったので公表しましたが、もし病名が報道されていなければ、当たり障りなく、ただの「体調不良」ということにしていたと思います。よく、「丸岡さんのような有名人がうつ病だったと公表してくれて、私もラクになりました」と言われるのですが、自ら進んでカミングアウトしたわけではありませんし、そんな勇気もありませんでした。

でも、公表したことで、うつ病の講演に呼ばれたり、インタビューに答えたりする機会をいただけるようになったのも、また私の人生の流れのひとつなのだと受け止めています。

キャスターとして毎日テレビに出ていた私も、うつ病で会社を辞めて、のんびり生きている今の私も、すべてひっくるめて愛おしい私の人生です。

うつになったからおしまいではなく、うつになったからこそ、立ち止まって新しい生き方ができました。

人の優しさ、温かさが、どれだけかけがえのないものか、もし仕事を続けていたら、これほど強く感じることはなかったかもしれません。

最後に皆さんに、私が病気で苦しんでいるとき、父がかけてくれた言葉を贈ります。

「休むことも生きること」。

コラム③

自然と触れ合うことが順調な回復につながった

私は退院後、父親と一緒に実家の庭でガーデニングを楽しみました。

土いじりなんて、大人になってからはしたこともなかったのですが、花や野菜を育てるのが楽しくて、今では「趣味はガーデニング」と言えるほどになりました。

じつは、うつ病で体調が悪くなり始めてから、「自然に触れたい」という欲求がとても強くなったのです。夫との初めてのデートで公園に行ったのも、それが理由でした。

退院後、精神科の先生には「緑に囲まれた実家で療養したことで順調に回復できたのかもしれません」と言われました。

自然のエネルギーに触れることは、大きな癒しになります。古代から漢字の「休」という文字が表すように、人間は木――つまり緑のそばにいることで本当の休憩ができると言われているのです。

また、土に触れることは、脳内のセロトニンの分泌や働きを活発にすることがわかっています。

私にとっては、自然と触れ合うことが、元気になるうえでの大きな力になりました。

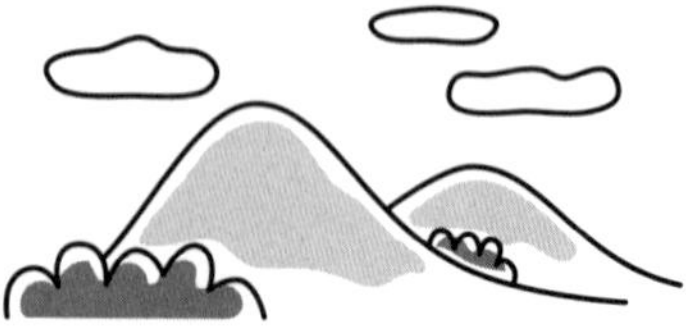

おわりに

ここ数年で、うつ病に関する本をたくさん目にする機会が増えました。

しかし、なぜか薬の効果について正面から書いたものが少なく、「薬に頼らず治す」「薬を使わず消し去る」など、まるでうつ病を治療するにあたって「薬＝悪」という図式で語られるものが多いことが私には不思議で仕方ありませんでした。

と言いながら、うつ病患者であった私自身も当初は「心の病であるうつ病が薬で治るわけがない」と思っていたひとりです。

昨今、うつ病のメカニズムに関する研究が進むにつれて、うつ病になぜ薬が有効なのかが科学的にわかってきました。私は重度のうつ病になりましたが、実体験としてその効果を理解することができました。

そこで、あえて踏み込むことのなかったうつ病治療における薬の効果も本書の中できちんと体系づけて書いてみたい、苦しんでいる人の選択肢のひとつとして納得できる内容にしたいと思いました。そのため、多くの精神科医の先生方に貴重な時間を割いていただきました。この場を借りてお礼申し上げます。

最後まで読んでいただけた方はおわかりだと思いますが、うつ病になっても薬を一生飲み続けなければならないわけではありません。薬は苦しいトンネルから早く抜け出すための道具であり、その後は薬とさよならすることができるのです。

うつ病は本当に苦しい病なので、できれば誰にもなってほしくありません。

私の経験を細かく振り返る中で、いくつかのフラグに気づいていればと思う点を解説しましたが、皆さんが生活の中で早めに異常に気づき適切な対処ができるヒントになれば幸いです。

最後になりましたが、この本の制作に関わってくださったすべての方に心から感謝申し上げます。

不調を知らせている身体からの警告をあえて無視して、ギリギリまで頑張ってしまった私の体験を読んで「自分と同じだ」と感じたあなたに立ち止まってみようと思ってもらえれば。それが私の願いです。

2017年秋

丸岡いずみ

一人じゃない
ゆっくり
生きてみませんか、

丸岡いずみ

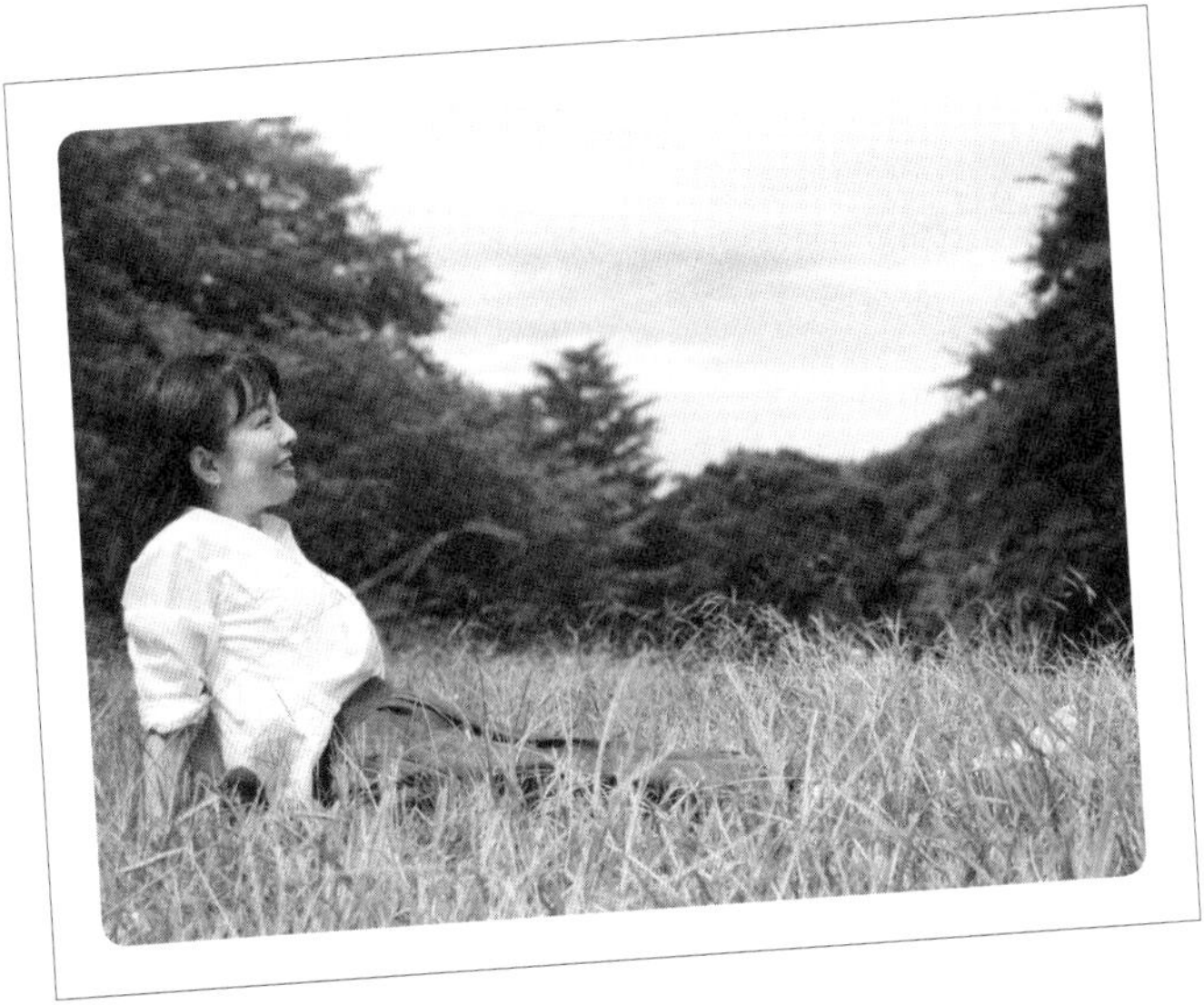

〈著者プロフィール〉
丸岡いずみ（まるおか・いずみ）
1971年徳島県生まれ。元日本テレビ記者兼キャスター。長年、子どもの引きこもりや不登校について取材。警視庁担当記者経験後、犯罪心理や非行心理に興味を持ち、心理学を学ぶため、早稲田大学大学院人間科学研究科に入学。実践人間科学の修士号を取得。2011年の東日本大震災の取材後、重度のうつ病を発症。回復後、『仕事休んでうつ地獄に行ってきた』『ひとたらし』（ともに主婦と生活社）を執筆。2014年にメンタルヘルスカウンセラーの資格を取得。テレビ出演の他、うつ病に関する講演活動なども行っている。

休むことも生きること
頑張る人ほど気をつけたい12の「うつフラグ」

2017年12月5日　第1刷発行

著　者　丸岡いずみ
発行人　見城 徹
編集人　福島広司

GENTOSHA

発行所　株式会社 幻冬舎
〒151-0051　東京都渋谷区千駄ヶ谷4-9-7

電話　03(5411)6211(編集)
03(5411)6222(営業)
振替　00120-8-767643
印刷・製本所　図書印刷株式会社

検印廃止

ISBN978-4-344-03218-7　C0095
幻冬舎ホームページアドレス　http://www.gentosha.co.jp/

この本に関するご意見・ご感想をメールでお寄せいただく場合は、
comment@gentosha.co.jpまで。